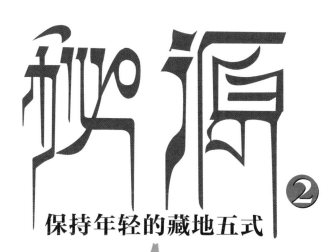

秘源 ②

保持年轻的藏地五式

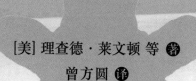

[美] 理查德·莱文顿 等 **著**

曾方圆 译

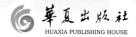

华夏出版社

HUAXIA PUBLISHING HOUSE

重要声明

　　本书作者不是医生，书中的一些观点可能与传统主流医学观点有出入。本书中的练习方法和饮食观点以及其他健康方面的建议并不适合所有人，并且在一些特定情况下，还可能造成伤害。

　　请注意，在没有常规医疗监督或指导下，您最好不要尝试进行自我诊疗，最好不要擅自进行任何练习或采纳食谱或进行其他自我治疗措施。本书中任何内容，都不能视作出版者对某种效果的承诺或保证，对于因采纳本书内容而造成的直接或间接的后果，本书编辑以及工作人员不承担任何责任、损失以及风险。

译者感言

我与"F"的缘分

本书的原名叫作"Ancient Secret of the Fountain of Youth",我将它称为"F",与"F"相识之时,我正沉浸在瑜伽带给我的欢畅生活之中,爱屋及乌,作为瑜伽近亲的"F"让我爱不释手。

与"F"约会的几个月里,我聆听着"F"的故事,有些生动、有些艰涩、有些直白、有些婉转,我搜肠刮肚地寻找词句去诉说,时而兴奋、时而忧心、时而疲惫、时而轻松,却一直没有倦怠。

跟"F"相伴的历程是幸福的,我从中得到了很多,那种倾听智慧、表述观点的满足感,那种获得知识、启发睿智的幸福感,知道我将与"F"一直相连的期待感……

我视若珍宝的"F"原本就不属于我,它是大家的!

如今，它脱去了西服，换上了唐装，终于与大家见面了。就让我来简单介绍一下"F"吧。

"F"知识渊博，它分为上下两册。上册中，大家会跟随"布拉福德上校"的讲述，去体会藏地五式、轮、能量、唱颂、饮食等秘诀，下册中，你会更加详尽地读到西藏的奇闻轶事、隐士、气、经络、穴位、中医疗法、声音、冥想、涡旋、排毒、营养、消化、动作练习、医学观点、瑜伽流派等知识，你会感叹，原来我们的身体还有这样一个层面，原来"道亦相通"。

"F"通俗聪慧，它关注的正是我们每个人生活中都会遇到的，而且像讲故事一样娓娓道来，简单易懂。比如，它将我们全身的经络比作城市的地铁系统，穴位就是每个地铁站点，乘客就是我们体内的"气"，当我初次看到这种表述时，便不由会心一笑。

"F"古老又时尚。"上校"的故事是20世纪初的，西方各种人物去西藏探索游历的往事更是百年之前的，那些尘封的带着神秘色彩的故事，却是与当今时尚流行的瑜伽秉承一脉。原本我们的生活就应该是简单的，物欲横流、灯红酒绿的我们与高山雪域质朴本真的先人，拥有的是同样的身体，古老的秘诀也能开启现代的密码。"F"能够帮你返璞归真，问询生命的本来样貌，用一颗简单质朴的心，过上简单快乐的生活！

不得不说我是幸运的。在翻译"F"的过程中，白天，我用心徜徉于文字之间；晚上，我在瑜伽课上亲身体会所感所悟，我的瑜伽导师推荐我查阅《瑜伽之光》和《光耀生命》以及一些梵语的书籍。正是此书引领我进一步走进了这个奇妙的世界。我深深为之着迷，瑜伽是一种仅仅关乎身心的东西，而它会为我们积蓄能量，并随着岁月而不断升华，是值得一生相伴的挚友。

正如书中所说，没有"长生不老药"可以让我们一颗下肚就一劳永逸，也没有"保健药品"可以让我们一口服下便万事大吉。健康是一种习惯，需要我们时时践行。

书中介绍的"五式"以及各种练习需要我们习惯，而且书中强调的"21次"与行为心理学中所讲的"21天形成习惯"，应该不仅仅是巧合，古老的智慧与文化总是有着令人惊叹的相似！

作为译者，我是"F"在中文世界里的第一个朋友，现在，我把它推荐给大家，希望它能做大家的终生朋友。

在此感谢为我提供建议和帮助的朋友们，感谢曾令真和段素英对我的信任和鼓励，选择了我，让我有机会与本书相识相伴；谢谢窦培芬、李秀芳、石磊、王珂、雷翠翠、石珂，对我最初的译文做出评价并且给我有益的建议，让我信心十足；感谢张振鹏、朱烈金、曾德鑫帮我校阅全文，他们的文采为本书增色不少；感谢我的瑜伽导师王宁，是他带我进入美好的瑜伽时光，并推荐瑜伽著作供我查阅；感谢爸妈做了我的忠实读者，并跟随书中的介绍进行练习，他们健康的改善是我最大的骄傲；感谢李雪、杜春娜、王真、李强、贾丽丽、王晓瑛、万婷、宗静跟我分享翻译历程中的点点滴滴；感谢刘璐洋、张沐晴、韩雪华给我的鼓励和建议。这本书凝聚着大家的热情，传递着大家的祝福，期待能够与您共享。

目 录
CONTENTS

那是关于位于西藏喜马拉雅山区的一所寺院里喇嘛的故事。在那所寺院里，数千年以来代代流传着一个古老的秘诀，传说这正是世间保持年轻的秘密所在。

这位隐士继续解释：保持长生的一个重要因素在于懂得休息之术，这种休息并不一定需要一个柔软、舒适的椅子，而是要将意识完全放松，完全抛却担忧、恐惧或焦虑。你需要找到这种精神放松的状态，而不要强迫自己，当你总是谋求得到什么的时候，你就会在身体上和精神上都感到纠结。

但是有一点是他们都认同的，那就是五式是一种能够对整个身体和意识产生积极影响的练习系统。

许多医生认为五式改善了循环系统，从而帮助身体清除掉堆积在脂肪组织、器官以及关节中的毒素、脏物和废物。

第4章　五式的能量秘密 / 81

想象你的身体是一座大城市，地下铁轨遍布城区，并且有着成百上千个车站。每个这样的"车站"就被称作"穴位"，每条"地铁线"都是为了运送气而服务的。从某种意义上说，气是在体内奔驰的"生命的火车"，它跑到哪里，就将生命的能量带到哪里。

第5章　五式与瑜伽：保持健康、延年益寿的练习方式 / 129

我认为正是藏族僧侣们在日复一日的练习过程中，集中那些最为有效的瑜伽练习体式，然后渐渐演变成了五式练习体系。

第6章　食物搭配及其他饮食建议 / 209

让我告诉你一条非常简单的进食原则吧：先吃最稀的食物，再吃硬的食物，以此类推，最后再吃最硬、最结实的食物。一定不要打破这个进食原则。

第7章　声音、发音以及冥想的能量原理 / 255

通过声音、振动以及嗓音，我们能够触碰到这个世界最深层次的秘密。

序　言

　　本书向你推荐了能够启迪思想、改善健康的方法、提高生活质量的智慧，并且教你如何延年益寿。纵然岁月流逝却能保持青春常在，你的生活里将充满乐趣，充实而美好。

　　人们往往是在经历了致命疾病的困扰，与死神擦肩而过之后才开始重新思考生命、珍重生命，当此之时，凤凰涅槃，肉体和精神都能得以重生，病痛得到改善乃至被彻底治愈。一旦这个疗愈过程开始，衰老的脚步便戛然而止，重获青春的历程便正在起步。请不要再等待，不要等到死神将至之时才开始思考重获青春，现在就开始吧，就现在！

　　这本书就是为了帮你重获青春。在书中，你会学到一套神奇而又简单的练习，叫作五式。你会发现许多关于饮食、呼吸、发音的秘诀以及许多其他方面的相关知识。你会读到人们通过练习五式并从中获益的许多故事，也将会分享到许多医师的建议。

然而，此书并无关乎信仰，也不仅仅是教你练习或传授方法，阅读此书，请牢记，其灵魂是关于你自己——你的独特性、你的态度和意念、你的愿望和期待、你的潜能、你拥抱生活享受生命的能力。

通过参加活动和产生想法能够改变身体和大脑，这点已经得到科学论证。既然如此，我们就可以有目的地改变我们的活动和想法来达到改变身心的目的。本书中所讲的练习和方法正是意在如此。我本人已经开始了五式练习，并从中受益匪浅。我相信，如果你也能够规律地练习五式，如果你也能够乐观地投入生活，你的身体状况和精神面貌也将会得以改善，你也能够开始重返青春的历程。

并且，你将会发现生命能量才是万物的本质，你将获得这种能量，并使其为你所用。科学发展到今天，这种能量已经能够被测量，并且人们也开始探索这种能量的历程。我曾经就书中所讲的唱颂和默颂进行过亲身验证，能够感受到这二者之间的能量差异。下面我就讲讲这段经历吧：

有一天晚上，我正躺在床上冥想，并练习默颂。我的猫儿们也都蜷在我身边睡着了，此时我妻子正在另一个房间，大概是觉察到一些不同寻常的气息，她想过来一探究竟。当她进入房间时，我睁开了眼睛，猫儿们似乎也觉察到了变化，警觉地蹲起身子，竖起耳朵，就像我见过的它们在夜里十一点钟的状态……对我来说，这个小小的插曲让我体会到这种能量是真实存在的，并且切实感受到它是怎样发挥作用并且被周围的事物所感知的。

在此，奉上我的建议：阅读此书，获取有价值的信息，加上自己的判断，丰富自己的灵感，然后，结合自己的情况，做出适当的调整。谨记，青春之源就在自己身上，找到了源头，一切都将迎刃而解！

所以，开始吧，就现在！

祝安康！

伯尼·西格尔 医学博士

出版者引言

在上一版即将付梓之时，作者把稿子码得整整齐齐，摞在面前，从打字机旁起身，望着扉页上的一行字"彼得·凯德的养生观点"，心里有着几分成就感，也带着几分担忧。

凯德手里的原稿并不华丽，但是词句得当、简洁朴实、观点明确。并且，书中所言正是许多人认为确实有意义甚至是意义深远的事情。尽管如此，在1939年，凯德并没有想到，这本薄薄的书稿能够在全世界范围内代代流传，拥有几百万读者，并且已经被译成了数十种文字，其中还有盲文。

他的书中讲述了一位叫作布拉福德上校的英国退役军官将西藏古老的五式练习带入西方世界的故事。传说中的五式能够打开通往青春之源的秘密之门。

凯德的书不久便出版面世了，在那时，此书虽然称不上畅销，但也是颇受欢迎的，以至于需要加印。于是在8年后的1947年，此书又再版发行了。在那个时期，这本书竟然脱销了，其畅销的程度着实令人惊讶。凯德的书借助口碑广为流传，赢得了广大读者的赞誉。

此后，在1985年，哈珀出版社重新修订并以《秘源：保持年轻的藏地五式①》（简称《秘源①》）的书名出版了凯德的书。当此之时，距离此书首次出版面世已过去半个世纪了，世界已是另番天地。西方文化已经进入由科技引领的新时代，人们却重新开始寻求东方的古老智慧。不仅如此，西方的神秘主义、玄妙能量的概念、对瑜伽的练习等，都开始盛行，并且人们认为这些都与人的健康和机体的老化之间有着互相牵制的关系，这一切都已不再被认为是痴人诳语，而是已成为西方主流文化的组成部分。

彼得·凯德的这本书再次得到了人们的青睐，仅仅通过口碑相授，起初只是缓慢流传，后来渐渐突飞猛进。在10年的时间里，这本书已经成为一种全球范围内的出版现象。在美国，它甚至比《纽约时报》上最畅销的书还要火，在德国、澳大利亚、瑞士，这本书都有了专门的研究机构。此书的德语版在发行10年之后，仍然荣登畅销书榜单。如今在全球范围内共有20多种语言版本正在被推广发行。

当然，如果彼得·凯德的书没有做到其书中的承诺：帮助读者重返青春、重获健康、保持活力，那么此书怎么可能拥有这种巨大的成功呢？当然，之所以得出这样的结论，是基于出版社收到的许许多多的读者来信，这些信中诉说着五式对他们或浅或深的影响。

在信里，读者们除了分享他们个人成功的故事以外，还经常问及两个问题。首先，他们想了解在凯德简短的书中被一提而过的许多话题的详细信息。其次，他们想了解更多关于此书充满神秘色彩的作者以及该书的主角——忽隐忽现的布拉福德上校的信息。

此书正是为了解答读者的第一个问题而编写的，包含了凯德原作（即《秘源①》）中没有详谈的大量信息。此书的每一章都是由相关领域的专家编写。

第1章针对那些还不熟悉第一本书的读者，对布拉福德上校的故事以及他的西藏之旅做了概述。

布拉福德上校在西藏的奇妙经历是真是假呢？第2章通过援引历史记录和相关资料对这个问题做了回答。无论布拉福德上校的经历是真实的还是杜撰的，"布拉福德"式的故事一定曾经上演过，因为无数的有据可查的记载显示，早期去往西藏地区的旅行者的传奇见闻以及所记载的奇闻轶事丝毫不逊色于布拉福德上校的故事。

第3章通过讲述练习五式并从中获益的真人真事来说明五式的效果。

是什么使这些简单的练习能够达到如此奇妙的功效呢？

第4章试图通过探究五式的能量秘密来解答这个问题。

第5章是从一位医生同时也是一位瑜伽专家的角度，对五式进行了分析和讲解。从各个细节阐述了五式的练习，并附上了大量的实用建议。

第6章和第7章阐述了在《秘源①》中简略提过的两个话题：合理饮食和食物搭配对健康的益处以及发音、声音和冥想的原理。

接下来，关于读者感兴趣的第二个话题：凯德和布拉福德。多少年来，读者曾不断地写信询问他们到底是什么人，并且推断他们已经驾鹤西去。当年，凯德看到这些时，一定会暗暗发笑的，因为当他的书出版了半个多世纪的时候，他还健在。我很荣幸地告诉大家，我认识他并曾经把他视作一位值得信赖的亲密朋友，虽然我对他的许多事情也不太了解。

遗憾的是，对于这个问题大概也只能讲到这里了，因为凯德打定主意，不想揭掉那层神秘的面纱，即使是千千万万的读者都充满了好奇。他生前一直非常低调，也非常谦逊。他始终相信他的书本身才是真正有价值的，他本人和布拉福德上校的个人情况是无关紧要的，牵涉这些也只是转移大家的注意力而已，而书中简简单单、通俗直白的文字才是真正有益于大家的东西！

坦白地讲，本人并不想探听凯德的隐私，但是我也非常能够理解广大读者的愿望，对于一个给人们产生了巨大影响甚至改变了其生活的人，人们自然渴望能够更进一步了解他，与他建立起某种更近的联系。因此，在此我首次挑选了几个关于他生活的细节，呈现给读者，我相信凯德不会责怪我的。

凯德从小生长在美国中西部地区，是由慈爱的养父母带大的。当他还是个十几岁的孩子时，他便征得养父母的同意，离开家，开始了历险历程。随后，像布拉福德上校一样，凯德作为商船的一名船长，"几乎游遍了世界的每个角落"。他干练聪慧、思路清晰、见多识广，并且通晓很多种语言，他也一直保持着对书籍、藏书、文字、诗歌的热爱。

此前的一个春日清晨，我随凯德驾车参观了他在20世纪30年代撰写《养生之道》一书时居住的地方。此地位于加利福尼亚州南部的北好莱坞的好莱坞山。不要误会，凯德并不是电影编剧，虽然他也曾在一个大型的好莱坞创作室做过一阵子研究工作。令人吃惊的是，那时他仍然能够清楚地记得当时的许多地标。他住过的房子位于好莱坞山顶上，可以眺望洛杉矶和太平洋，并与传奇电影明星埃洛尔·弗林的宅邸仅有几步之遥，如今这所貌不惊人的建筑已经被电影界名流的豪宅包围了。

关于布拉福德上校，凯德只曾说过他在洛杉矶生活的时候的确与布拉福德上校有过来往，而"布拉福德"并不是他的真名。除此之外，无以相告。

除了凯德和布拉福德这两位神秘的人物之外，还有另一位，更是少有人知道他的故事，此人叫哈里·戈登纳，是1939年出版《养生之道》的小型出版公司——正午出版社的老板。很显然，是戈登纳最先见到布拉福德，又将他引荐给凯德，让凯德写一本关于布拉福德西藏游历的书的。

凯德曾在书中比较粗略地讲述过这个故事，并且几乎没有涉及他们三人关系的内容。实际上，凯德和戈登纳两人是终生好友，直到戈登纳在20世纪70年代去世之前，他们都一直保持着联系。而布拉福德本人，却是走进他们的生活，随后又消失，后来再也未出现过，就如同在凯德的书中所写的那样。

这只是我个人的推断，尽管彼得·凯德是撰写《养生之道》的第一人，但我怀疑他可能不是在布拉福德去往西藏之前与其结交，并且在他回来之后又学到第一手五式练习的那个人。我猜测事实应该是戈登纳授意凯德这个才华横溢的作家来为他撰写这个故事，而戈登纳身居幕后不肯亲自露面，就让凯德扮演了他的角色。许多年过去后，凯德自己也无法想清楚他书中所写的内容有哪些是直接从布拉福德上校那里听来的，有哪些是通过戈登纳转述的，又有多少是凯德自己添加润色的，这些都模糊在岁月的长河中了。

这些一直萦绕在读者心中的问题似乎成了永远的秘密。即使这样，这真的重要吗？正如凯德生前一直所坚持的，他们自身的故事就如同衣服上的花边，没了这些花边也丝毫不影响衣服的完整。真正重要的问题是：他的书真的给读者带来有价值的知识了吗？这本书对于读者的人生是不是有价值？

希望此书能够帮你找到答案。相信你一定会找到满意的答案！

哈瑞·林恩

出版人

第 **1** 章

寻找青春之源

哈瑞·林恩

哈瑞·林恩是哈珀出版社的出版人，也是最早出版《秘源：保持年轻的藏地五式》的出版人。

这个故事最初听起来像是出自好莱坞极富想象力的荧幕作家之手，至少也有着好莱坞式故事情节的曲折、离奇。然而，它也是直指内心的，它所讲述的智慧的确能够引起我们内心深处的共鸣。

全世界已有数百万人读过《秘源①》，并且体验过这种让人充满好奇的练习过程。

书的题目道出了年过不惑的人们最关心的问题之一。书中教你如何扼住岁月老去的脚步，重获健康，并且保持年轻的风采，享受无尽青春所带来的健康与活力。

以下的故事梗概是为没有读过凯德的书的人们准备的。这一章和下一章中涵盖了《秘源①》的所有内容，并且更加详尽。虽然感觉无须再读，但还是强烈地推荐你读一下。在读凯德的书时，那种忽然闪现的灵感和奇妙的想法已然不可复制了，许多读过该书的人都十分珍视这种美好的体验，并且通过一遍遍重读来回味。这的确是个不容错过的故事！

该书的故事是从一个下午说起的，当时作者彼得·凯德正坐在公园的长椅上，一边休息一边读着当天的下午报，没多久，一位年迈的绅士挨着他坐了下来，并跟他开始了交谈。

老人介绍自己叫布拉福德，是一位退役的英国军队上校，他还曾在英国王室外交护卫队服过役。由于职业的原因，他几乎走遍了世界的每一个角落，凯德被布拉福德上校的历险故事深深吸引。

二人分别之时，又约好了再次见面，不久之后，他俩便经常会面交谈，友谊也日渐深厚。

一天晚上，两人见面之时，上校宣布了一个令凯德震惊的决定。原来，上校在很多年之前驻守印度时，听说过一个传奇故事，便一直记在心里，那是关于位于西藏喜马拉雅山区的一所寺院里喇嘛的故事。在那所寺院里，数千年以来代代流传着一个古老的秘诀，传说这正是世间保持年轻的秘密所在。按照传说，那个寺院的喇嘛正是这个保持年轻秘诀的继承人。

像其他人一样，布拉福德上校年过四十，早已青春不再了。然而对于那个让人感到不可思议的青春之源的故事，他听得越多便越是坚信它一定存在，一定就在世界的某个角落。他开始广泛搜集信息，关于方位的、当地特征的、相关气候的，他不放过任何蛛丝马迹。一旦开始了探寻之旅，上校的愿望就更加坚定，一定要找到这个青春之源。

上校告诉我这个愿望是如此难以抗拒，以至于让他决定重返西藏地区，去潜心找寻这种保持年轻的秘密。而且布拉福德上校问我是否愿意一同前往。

他是否应该跟布拉福德上校一起去？这个问题困扰着凯德，最终心里的怀疑还是占了上风，他勉强地决定不去了。

然而，在我内心深处，这个念头依然浮现：寻找青春之源——好一个令人激动的想法！真心地希望上校能够找到它。

布拉福德上校带着他的使命独自上路了，此后的很多年里，他毫无音讯。实际上，凯德几乎已经忘记了他这个故友以及故友的西藏之旅，直到有一天，他收到了上校的一封信，信里上校说已经实现了目标，并且不日便能够返程。

从那过后不久，当两人再次见面之时，凯德亲眼看见了上校不可思议的改变。令人惊讶的是，上校的外貌似乎又回到了多年以前意气风发的状态，不再是那个耸肩驼背、手拄拐棍儿的老人了。他身躯高大、挺拔，气色非常不错，头发也乌黑浓密了不少，已经基本看不到白发的踪影了。

布拉福德上校开始向他这位激动兴奋的朋友讲述他离开这段时间的经历。上校说，他历尽艰辛，终获成功——终于找到那个偏远的西藏寺院，那里的人们都不曾变老。

在那个寺院里，几乎看不到老人的踪影。那些喇嘛们都善意地称呼上校为"第一老人"，因为他们很久没有见过像他这么老态的人了，对他们来说，上校才是一道奇景。

上校说："我到那儿的前两个星期，感到处处不得其所，时时惊叹于我的所见所闻，还时常怀疑我亲眼所见的东西。但是不久之后，我的身体状况便开始好转，夜晚能安然入睡，清晨一觉醒来，精力充沛，倍感清爽。没过多久，我就发现我的拐棍儿除了登山以外已经派不上别的用场了。"

此后，在一个清晨，上校偶然看到了镜子里的自己，这是他在近两年以来第一次照镜子。他完全被眼前的人惊呆了，镜子里是一个比他年轻很多的人。上校这才意识到他的外表正在发生着变化：比起他刚到达寺院之时，他看上去至少年轻了15岁。

那个时刻，我的激动简直难以言表。在之后的一段时间里，我身边的人也都说我的外表仍在变化，并且变化越来越明显。没多久，我的那个雅号"第一老人"已经没有人再提起了。

接下来，布拉福德上校就开始详细地讲述他重返年轻的历程。上校说：

进入寺院，我学到的第一件重要的事情便是我们的身体有七个能量中心，在英语中我们管它们叫"涡轮"。在印度语中，称作"轮"。它们看不见摸不着，却的确是我们身体中拥有强大能量的地方。这七个中心掌管着人体内分泌系统的七个无管腺，而这些内分泌腺，又能够反过来统管人体的各项功能，其中也包括衰老的过程。

在一个健康的人体内，这些轮都高速运转着，通过内分泌系统来供应生命能量，也叫"核心生命能量"或"醚能量"。但是，一旦其中一个或几个能量中心的运行迟缓下来，生命能量的传输就会受阻，这就是所谓的衰老和病变。

……因此，要想重获年轻、健康和活力，最为快捷的办法便是让这些能量中心恢复正常运转，而通过五种简单的练习就能够达到这个效果。这五种练习，单独来看，也是各有益处，但是五个合到一起才能够达到最好的效果。其实它们并不是一般意义上所说的锻炼，喇嘛们管这种练习叫作"体式"，我也姑且随着他们来称呼吧。

也就是说，上校向凯德展示了五种类似瑜伽的练习，叫作"五式"。他告诉凯德，刚开始练习之时，每天练习每个体式3次，然后渐渐增加每天练习的次数，直到每天能够练习21次。

然后，他解释说那些奉行独身主义的人们将会从五式中获益更大。同时他也警告独身主义对绝大多数人来说并不是一个可行的目标，针对那些愿意挑战的人们，他还提供了一个第六式，会对他们有所帮助。

本书第5章将对所有的六式进行详细描述和说明，也会针对那些在练习中有困难的人们提供建议，并且指导每个人更加有效、更加安全地进行练习。

当布拉福德介绍了五式之后，凯德就热切地体验了这些练习。在3个月内，他收到了意想不到的效果。他非常渴望与布拉福德上校分享他的收获，并且询问上校是不是有兴趣开设一个班来讲授。俩人一拍即合，一个叫作"喜马拉雅俱乐部"的小型学习团体很快便组建起来了。这个团体的成员定期会面，练习五式，并且讨论饮食和营养这类相关的话题。毫无疑问，这个俱乐部的成员（年龄都在50岁以上）都很快地从五式练习中得到了重返青春的能量。

鉴于书中所写的布拉福德上校组织的首个喜马拉雅俱乐部的成功开办，读者们也开始效仿并组织他们自己的团队和班级，甚至连名称也借来使用，就叫作"喜马拉雅俱乐部"。通过这种方式，全球各个国家的人们分享了布拉福德上校发现的青春之源。

在凯德的书的最后部分，在首个喜马拉雅俱乐部的聚会上，布拉福德上校讲了两个与健康以及五式练习相关的话题：

• 第一个话题是饮食。布拉福德强调了限制每餐进食种类以及食物合理搭配的重要性。

• 第二个话题是声音。布拉福德讲了人类发音的秘诀及其与五式的关系。

在本书中，第6章"食物搭配及其他饮食建议"以及第7章"声音、发音以及冥想的能量原理"，将分别对这两个问题做详细的阐述。每一章都会给出非常具体的建议，对那些认可布拉福德上校观点的人们都是非常有价值的。

最后，布拉福德上校告别了喜马拉雅俱乐部的成员，带着使命又踏上了新的旅程，他要把五式带给更多的人。

"看到你们一天天进步，没有比这个更令我高兴的事情了，"上校总结道，"到今天，该教的我已经教完了。但是五式将会永远陪伴你们，会帮你们打开未来继续学习和进步的大门。同时，其他人也需要这些，因此，是时候，我该离开了。"

　　说到这里，上校跟我们道了别。这位超凡脱俗的人在我们心中有着特殊的位置，我们当然不愿意让他走。同时，我们也很欣慰于这些堪称无价之宝的知识将会被更多的人分享，就像当时他跟我们慷慨地分享一样。我们真的感觉非常幸运，因为亘古至今，极少有人能够学到这种保持年轻的古老秘诀。

　　彼得·凯德告诉我们他书中的主角用的是假名，那么他的故事是不是真实的呢？我们是不是应该相信呢？这是事实还是虚构？其他的西方旅行者从西藏归来后是否也带来了这样的故事呢？

　　在20世纪20年代和30年代，早在凯德写这本书之前，来自其他地区的人们会不会早已穿越了种种屏障抵达了这片"雪域高原"，找到了那个隐秘的寺院，并获得这个神奇的秘诀呢？会不会有一个真正的香格里拉隐藏在这个世界最高峰之间，在那里生活着一群不老的男男女女，这种乌托邦会不会存在呢？

　　现在，让我们回到这些问题上吧。

第2章

西方人对神奇西藏的探索

理查德·莱文顿

理查德·莱文顿是一位资深记者和作家，曾经出版过许多本书，并且在各种杂志上发表过400多篇专题文章，内容涉及世界神话、灵性、山水奥秘、疗养以及自然疗法等领域。他曾经是《另类医学》杂志的主编，并且是《瑜伽期刊》的资深撰稿人。他还负责"蓝色空间畅想团"，这是一个新墨西哥城地区的关于宇宙神秘现象的智囊团。

"这是我们这个星球上最令人震撼的地方。"——20世纪早期的旅行者们对西藏这个谜一般的高山圣地如此描述。

西藏高原平均海拔4000多米，位于亚洲大陆的中心地带，其面积足有整个西欧之大，许多地球上最高的山峰汇集在此，群山环绕，巨峰林立，唯一的大门也是高耸6000多米的山峰。

但是在20世纪初期，就有少数像布拉福德上校那样勇敢无畏的旅行者历尽艰辛越过一道道屏障，进入这块神奇的地域，想亲自一探究竟。很多人失败了，并为此付出了生命的代价。但也有人成功了，他们返程之时，带回了关于这片土地的神秘、奇异的故事。他们讲述着具有超自然能力的喇嘛、腾云驾雾般行走的秘诀、现世活佛以及长生不死、超凡脱俗的圣僧……

即便到了20世纪50年代，著名的美国探险家洛厄尔·托马斯在记录他当时在"封闭安静的土地"——西藏旅行之时亦写道："这神秘的高山雪域，这片在高耸入云的喜马拉雅山背后的世界屋脊，一直都是那些有着强烈探知欲望的探险家和旅行家们心中向往的圣地。"

旅行家们翻山越岭，征服了一道道险阻，历尽千辛万苦抵达西藏，发现这是一片有着浓郁精神气息的所在。西藏曾拥有6000多座佛教寺院，60多万名僧侣，4000多位喇嘛。在西藏人口中，平均四个男丁中就有一个在叫作"甘帕斯"的宗教学院里学习，甘帕斯里收藏了大量的经卷，其中有好多是古老而珍贵的手抄本。

同时，旅行家们也发现他们到了一个封闭的社会，在这里，外人并不受欢迎。就像彼得·霍普柯克在《闯入世界屋脊的人》中所描述的那样，从19世纪60年代开始，"一批又一批闯入者——有宗教人士，有植物采集家，有探险家，也有纯粹的冒险家——非法地闯进了西藏"。其中许多人是觊觎西藏自治区首府拉萨——这个传说中富饶的"禁城"图谋打劫而来，其他人则是为着游历一番，也不枉费自己"探险家"的称号。

无论抱着什么样的意图，却都很少有人能够成功。但是那些真正为着精神探求而来的人们却都能够收获颇多。艾瓦瑞斯特·胡克算得上是首批进入西藏的旅行者之一，他是一位法国的天主教传教士，曾在1846年讲述过他在昆布寺院的经历。他讲到了喇嘛们可以毫不费力地长途跋涉，徒步行走犹如腾云驾雾般轻巧，诸如此类神奇的故事，让欧洲人感到大为吃惊。

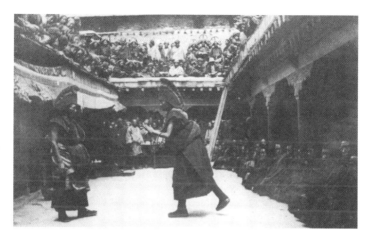

早期进入西藏的西方旅行者发现这是一个精神气息浓郁的地方。在这里，每四个男丁中就有一个在叫作"甘帕斯"的寺院式大学里学习。图中是该校的一种授课方式，他们正在举行一场生动的辩论会。

与大师共同生活

在这类记载中，有一幅画描绘的是一位在1857年前后进入西藏的俄国妇女。她的名字是海伦娜·布拉瓦茨基（1831—1891），她前前后后在西藏生活了七年之久，与高僧一起学习、生活。她管那些高僧叫"圣人""完美的修养不凡的人"，并将他们视作在这个世界上掌握着最古老也可能是最为纯粹的智慧和教义的人。

布拉瓦茨基关于旅程的经过描述非常简略，她更多地强调了所学到的教义。然而，她一定也曾骑在马背上或被驮在牦牛背上在西藏四处找寻"知识渊博的圣贤之人"。

当她返回欧洲之后，以及后来在她旅居美国之时，布拉瓦茨基称她跟西藏的高僧们仍然保持着联系。她说，他们经常会突然出现在她纽约的公寓里，跟她交谈，为她的书提供新的思路，并且探讨一些深奥的问题。少数见过布拉瓦茨基的人怀疑她可能拥有可以洞察一切的特殊功能。她聪慧练达，见解独到，这使人们相信她的的确确受过喜马拉雅大师们的熏陶。

之后，便有许多人步其后尘。正是像她这样的前辈的开拓探索，将神奇的东方传说带入了西方，后来的布拉福德上校们也正是循着他们的足迹继续进行探索之旅。早在19世纪60年代，布拉瓦茨基就向西方展示了来自西藏的精神奇观和超凡脱俗的教义。

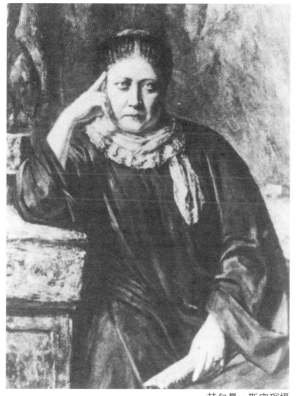

赫尔曼·斯密琛摄

海伦娜·布拉瓦茨基（1831—1891）

大约从1857年开始，布拉瓦茨基女士开始在西藏游历，探寻"最高智慧和力量"。她从西藏高僧那里所学的东西构成了神智学派的核心。神智学派是她在19世纪晚期成立的（美国伊利诺斯州威顿美国神智学派）。

19

科学家目睹了西藏人的"奇迹"

也有许多人对此持有怀疑观点，在拜尔德·斯波尔丁（1858—1953）的著作中记载了许多关于西藏的精神奇观的资料。他是一位科班出身的科学家，1894年开始在西藏组织了一项研究实验，同另外11位同样抱有科学观点的人一起研究那些喜马拉雅大师们，研究他们的生平事迹，探究他们的智慧。

实验的结果并没有令他们失望，根据斯波尔丁的记载，他和其他旅行者一起目睹了许多奇迹：长生不老、意念转移、心灵感应、轻功之术、空中飞翔、火上行走以及踩水等等。这些有求证观念的科学家，当然不会人云亦云，除非得到了充分证明才会相信，而这些见闻的确令他们瞠目。斯波尔丁这样写道："初去之时，我们对此是完全怀疑的，离开之时，我们是彻底信服的。"在斯波尔丁的奇特见闻之中，还有称自己已活了几百岁的男人和女人，斯波尔丁称这些人很多都已经超过了500岁，并且他们都可以证实这点。有一天，他和同伴们一起吃早餐，在座的还有四位很特别的人。其中一位说他已经有1000岁了，但他的身体看上去还像35岁那样轻快、柔软。坐在他旁边的是一位700岁的，其身体还像40岁那样健硕。斯波尔丁的向导，是伊米尔大师，称自己已有500岁了；还有另外一名大师扎斯特，也是500岁左右。在伊米尔不太寻常的家庭里，还有一个侄子115岁、一个侄女128岁，他们看上去都跟斯波尔丁差不多，像30多岁而已。伊米尔的母亲据说已经700岁了。斯波尔丁在他的书中写道："所有这些世纪老人都像20岁的人那样思维敏捷，并且无忧无虑。"

他们何以能够如此？有什么秘诀？他们早就懂得如何通过"完善"身体来达到不可思议的"长生不老"。完善身体也就意味着首先要掌握身体的结构特点，才能够随心所欲地使用身体并且使其充分休养生息，并能够将血肉之躯变成意念畅游之地。当达到了这个境界，肉体的死亡就不再令人痛苦不堪，甚至都不会发生。这些听起来足以令人惊骇，但是西藏大师们告诉斯波尔丁不必为此惊异。伊米尔解释道，我们每个人的身体都能够达到与意念的完美承接，并足以跨越许多个世纪。这些人只不过是学会了如何将身体达到返璞归真的状态而已。

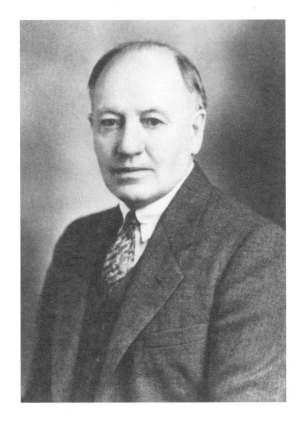

拜尔德·斯波尔丁（1858—1953）

作为一位受过大学教育的科学家，斯波尔丁在1894年组织了一个研究项目组奔赴西藏，带回了关于长寿、轻功、空中飞腾、水上行走等奇闻轶事的一系列报道。

拜尔德·斯波尔丁著有《远东大师们的生活和信条》（加利福尼亚维尼斯迪沃斯出版社出版）。

斯波尔丁还是多多少少领会到了这些大师的长生之术,他本人活了95岁。他的一个至交好友说,他似乎有着用不完的精力,似乎永远都不会感到疲乏,也可以连续数周每晚只睡4个小时。直到斯波尔丁高寿辞世之前,都一直保持着精力充沛的状态,难道他也曾找到了青春之源?

西方人所了解的西藏奇闻

最早进入西藏旅行的西方人中还有一位名叫亚历山德拉·戴维德-尼尔(1868—1969)的法国佛教学者,她是那个年代的一位女权主义先行者,并且是第一位进入拉萨(时年,她54岁)并受到正式接见的西方女性。

因为在西藏旅行是十分冒险的,他们只能通过隐姓埋名或者乔装改扮才能够安全地在西藏境内行走。即便如此,也不是绝对安全的,他们还面临着流窜匪徒的威胁,以及来自统治当局的阻碍。英国政府声称知道她乔装改扮的事情,一直伺机要将她驱赶出西藏(1922年左右,西藏仍受英国侵占)。

1912—1924年,戴维德-尼尔总共在西藏游历了12年,她将她的传奇经历和所见所闻写成了一套书。如今这

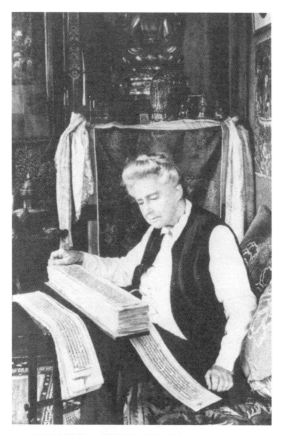

亚历山德拉·戴维德-尼尔（1868—1969）

　　在她54岁的时候，戴维德-尼尔成为第一位涉足西藏自治区首府拉萨的西方女性，并且在拉萨受到了正式接见。在西藏长达12年的日子里，她目睹了很多神奇的或者看起来不可思议的圣哲、大师、圣僧以及术士。

套书还在发行流传，读来仍然让人惊心动魄。

戴维德–尼尔是一位佛教信徒，她跟随一位喇嘛在扎什伦布寺学习藏族文化以及语言。扎什伦布寺是一个相当于牛津或哈佛的僧侣大学城，位于日喀则，有3800多位僧侣，拥有一个非常大的藏经室。在那里，她的佛教学习达到了相当于博士的水平，还被授予了荣誉喇嘛长袍。很少有西方人能够获此殊荣，更不要说是一位来自法国的女性，获得这样的成就的确是非常难得的——直到今天也仍然如此。

戴维德–尼尔本人的故事固然已经非常引人瞩目，不过其卓越贡献还在于她为我们带来的教义和理念。跟布拉瓦茨基和斯波尔丁一样，戴维德–尼尔也将她所见到的故事和宗教教义带回了西方。与她相比，布拉福德上校所谓的经历就显得逊色许多。她描述了她在旅程中遇到的各种各样"用意念操控身体"的特异功能。

例如，有一种特异功能是：裸身盘坐在寒冷的雪峰上，身上裹一个浸了冷水的毯子，这个毯子里的水分将在随后被身体彻底蒸干。据说这个奇迹是通过掌握一种称作"Tumo"的呼吸功来达到的。其原理是通过一种特殊的

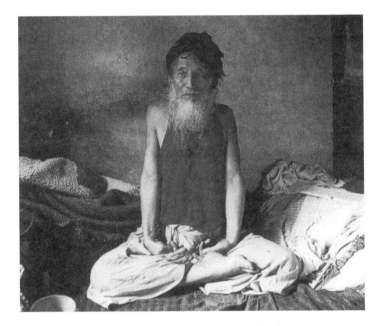

一位世外瑜伽士演示的Tumo呼吸功

　　早期入藏的西方旅行者，像亚历山德拉·戴维德-尼尔和埃文斯-温兹等人都讲过这种非同寻常的现象。掌握Tumo呼吸功的人可以全身赤裸坐在雪地里，身上披一条浸了冰水的毯子，而他们能够让水分蒸干，使毯子彻底变干。

　　上图由托马斯·凯利拍摄于西藏，在生命轮前沉思，由纽约阿比维勒出版社出版（1993）。

呼吸方式并伴随一定的意念和场景想象使身体内部产生热量。通过这种方式将腹腔神经丛的内部热量加强并汇集。一个人如果能够正确练习，那么就会感觉身体总是温暖的。

戴维德-尼尔曾经一度怕冷，承受不了寒冷的气候，她在一定程度上掌握了Tumo之后，就可以身着较为轻便的服装在西藏游历了。Tumo帮她不再畏惧寒冷，并可以抵御寒冷了。

早在几个世纪之前，一位西藏的瑜伽大师就曾推崇过Tumo实用的保暖功效。一旦掌握了Tumo，在寒冷的冬天也不必用厚厚的衣服来武装自己。通晓Tumo的大师们可以只穿棉质的衣服就非常舒服地盘坐在雪山冰峰之上。僧侣们以能够融化结冰的毯子来显示他们对Tumo呼吸法的掌握。

戴维德-尼尔也见识过无影腿。这是一种可以长时间在陆地上急速奔走的能力，可以在长达几天的时间里不必停下来进食或进水。掌握Lung-gom的大师们在陆地上行走如飞，许多人将这种令人难以置信的技能称作"无影腿"。西藏喇嘛们在进行了高难度的呼吸训练、吟颂训练以及冥想训练之后才能够做到这一点。Lung-gom的关键在于将意识集中到空气的元素及其特性上，尤其是其轻盈的特性。如此一来，将意念贴合至此，你便拥有了空气般的特质。

戴维德-尼尔描述过一位lung-gomp-pa大师，由于他掌握这门技巧太过熟练，以至他需要戴上沉重的铁链来将自己按压在地上，否则就会飘离地面。她还见过另外一位无影行者，戴维德-尼尔记述道，此人不是在奔跑，然而他却"看起来似乎是在将自己从地面上浮起，腾空跳跃着前行"，面色平静，犹如常态，双眼环睁，注视着前方远处的物体，步伐如钟摆般富有节奏，双脚有着像球一样的弹力，每次落地便马上弹离地面。"我的随从下马磕长头的工夫，这个喇嘛便旁若无人般地从身边一闪而过。"她写道。

无影行者拥有这般身手，便可以在短时间内去到远方，并且丝毫没有倦态。很明显，在这个地形复杂、人烟稀少的地域，掌握这门技巧是多么地实用。

埃文斯-温兹的著作证明了布拉福德所言的可信性

埃文斯-温兹评论道，如果无影行走能够在西方学校里面得到普及，将会大大减少对各种机动运输工具以及桥梁的需求。埃文斯是一位美国学者，1917—1922年在西藏游历。他还进一步说道，Tumo呼吸法能够降低对核心热量的需求。

根据在西藏的所见所学，埃文斯–温兹相信瑜伽的力量，认为其无论是从精神上还是物质上都是无法超越的。"瑜伽的至高秘诀在于意识，"他解释道，"一位瑜伽大师可以通过控制他的意识来控制真实世界的万物，甚至是宇宙万物。"埃文斯–温兹的这些话与布拉福德上校的言语能够相呼应。布拉福德来自西藏的青春之源也包括一系列有着意识参与的类似瑜伽的练习。

跟戴维德–尼尔一样，埃文斯–温兹也是一位向西方介绍西藏文化的先行者。同样，他也不仅仅报道了这块精神地域里的非凡绝技，同时解释了如何能够做到这些的原理——而这正是布拉福德上校在大约10年之后奔赴西藏所做的事情。有趣的是，这些早在布拉福德之前进入西藏的先辈们的著述恰恰证明了布拉福德那原本貌似牵强的故事。

青春的源泉与精神的力量

"奇闻轶事，听起来一反自然常理的事情，被少数能够与西藏密切接触并且逗留的旅行者一遍又一遍地讲述。"德国作家希尔道·易林在20世纪30年代时如此评述。这些关于人们的特异功能以及神奇秘密的报道是如此地令人着迷，于是这位德国籍的旅行者在20世纪中期便亲自进入了西藏。他想亲眼见识并拜访一下传说中穴居洞中的隐士，目睹一番他从书中读到的那些奇异现象。

跟他的前辈们一样，易林的西藏之行也需要乔装打扮、谨慎前行，即便如此，他的旅途中还是充满了各种艰辛，并且时时面临危险。但最终，易林的努力并没有白费，他也目睹了戴维德–尼尔见识过的诸如无影行走这样的特异功能，喇嘛们在陆地上飘然前行，犹如飞翔，这似乎有悖于万有引力定律。

易林也热衷于拜访斯波尔丁描述过的那些能够长生而不见衰老的西藏喇嘛，那些穴居洞中的隐士们看上去仍然年轻但是其年龄却难以考证，他曾经听说许多隐士活到500多岁，甚至600岁。

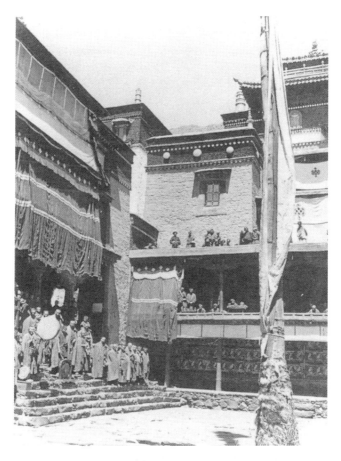

位于扎什伦布寺的僧侣大学（1907）

亚历山德拉·戴维德-尼尔就是在此地跟随一位喇嘛学习。她获得了在佛学界相当于博士学位的头衔，并被授予荣誉喇嘛长袍。

海丁基金会，瑞士国立民族学博物馆收藏

易林曾经拜访过一位这样的隐士，并且还跟他相处了5天。这位隐士看上去30多岁的样子，但易林被告知他实际上已有90岁了。有一天，在做双人练习之时，易林需要抱着隐士的身体。他发现其身体"非常柔软，很有弹性，就像是19岁男孩的身体那样"。这个人告诉易林，他几乎不进食任何东西，近乎绝食的状态。"这就是你保持如此年轻的秘诀吗？"易林问他。"不是，"这位隐士答道，"是远离恐惧、担心和焦虑这些毒害，才使我能够保持年轻。"这位隐士继续解释：保持长生的一个重要因素在于懂得休息之术，这种休息并不一定需要一个柔软、舒适的椅子，而是要将意识完全放松，完全抛却担忧、恐惧或焦虑。你需要找到这种精神放松的状态，而不要强迫自己，当你总是谋求得到什么的时候，你就会在身体上和精神上都感到纠结。一生之中的这种内在纠结就会使你的身体逐渐衰老，精神越发萎靡，直到生命终结。

最为重要的是，如果你想要留住青春，你就必须觉得自己是年轻的，隐士继续说道。年轻的状态不是仅仅依靠练习就可以达到的，如果你的心态是老的，那么你的精神状态和行为举止也必然是老态的，这样自然会加速衰老，

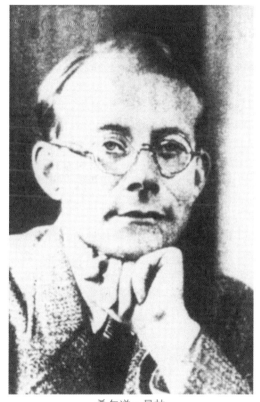

希尔道·易林

一位德国籍的旅行家。他在20世纪30年代中期到达西藏，也目睹了很多戴维德-尼尔之前见识过的无影行者的喇嘛。

更不用说饮食存在问题或者疏于锻炼了。没有什么长生不老汤喝过就可以永葆青春。想要达到年轻的状态，首先要做的就是自身内在的调整，要不断更新自己的想法和观念。要保持青春，精神状态是至关重要的，可以尝试随时改变固有的思维模式和生活方式。

这使我们再次找到了布拉福德上校观点的影子。布拉福德上校在讲到如何让五式练习更加有效之时，也说到了思想态度的问题。如果你想变得更加年轻、更有朝气，就必须从思想上摒弃那种认为衰老是理所当然的观念，取而代之的应该是对青春的憧憬和感受。布拉福德上校讲过，如果自己能够抛开年龄，认为自己是年轻的，那么其他人也会认为你是年轻的。

一位当代喇嘛的长寿秘诀

纵观19世纪末20世纪初前往西藏旅行的人们所发表的著述，不管布拉福德上校的西藏之旅是否是真实的，我们都有足够的理由相信这绝不是空穴来风。

但是，五式练习本身呢？它们也是真实可信的吗？在喜马拉雅地区有没有关于保持长寿的传统秘诀的文字记载呢？如果有的话，是否也有对五式的文字记载呢？无论如何，布拉福德上校的确是将这些练习秘诀带出了空气稀薄的喜马拉雅山区。

了解过这么多的信息，我们知道在佛教中有许许多多通过特殊练习来延年益寿的故事。其中也包括许多造化超群并几乎接近于超人的穆罕萨达斯大师的传说，穆罕萨达斯是指一些达到了极高层次的智慧水平并且收授徒弟的大师。在为人所知的所有能够长生不老或者异常长寿的穆罕萨达斯中，在世上教化人们的被称作"南斯萨达斯"。人们相信许多最为重要的南斯萨达斯如今仍活在世上，并且现在正在喜马拉雅山区的洞里冥想修行呢。他们曾经立誓，直到人们的灵魂都得以超度，否则他们将不会离肉体而去。

为了使我们认识到关于南斯萨达斯和近代长寿喇嘛的事情都不仅仅是传说故事，一个现代的例子就是，有一位十分著名的西藏瑞普迟（指令人尊敬的老师）提供了另外一种观点。此人就是奈姆科海·诺布（1938—　），目前生活在意大利。诺布是当今最为著名的藏学大师之一，他撰写了多本英文著作。

　　根据西藏的理念，前辈大师们的智慧教义都是为了传承于后人的，它们往往被置于洞中以便保藏。后世的喇嘛们负责找出这些被保藏的教义并将它们公诸世人。

　　1984年的一天，当奈姆科海·诺布在位于尼泊尔境内的一个仙洞中修行时，他得到了一套关于长生教义的原稿。他是通过非常特别的方式得到这些的，是通过一系列的梦境和冥想来实现的。这个令人尊崇的洞穴，就是为人们所知的长生洞，几百年以前，曾经有两位著名的西藏大师在这里悟道修行。奈姆科海·诺布十分珍视当时的情况：在前辈大师的指引之下，这套旨在达到长生的练习秘诀现在终于被奇迹般地得到了。他便把这些都记录了下来，以便让他西方的学生们阅读并从中受益。这套资料包括唱颂以及关于呼吸和能量控制的特殊练习、视觉呈现以及打通体内的轮和能量通道的方法说明。如今，诺布向他在美国和欧洲的学生们教授这些能够延年益寿的练习方法。

　　我们又找到了一个就发生在当代的类似实例，再次佐证了布拉福德上校的故事。轮以及体内的能量循环，这些都是布拉福德上校所讲的五式的关键因素。当今在世的西藏瑞普迟发现的这个古老教义，也是将延年益寿的练习与人体内能量区域相联系，这点再次为布拉福德上校的记述提供了进一步的证据。

有些读者可能会感觉上校的故事异域气息太过浓重，在理解和领会上存在障碍，那么读过本章之后就会扫除这些障碍。在这一章中，我们发现许多在19世纪末20世纪初到西藏探险、游历的人们也目睹了千奇百怪的事情，并且见识了延年长生的人们。这些历史上的记载虽然没有像布拉福德上校的经历那样有细节的描述，但也为我们留下了重要的依据。鉴于这些对所目睹事实的记载，我们没有理由不相信在半个多世纪之前，布拉福德上校从那个"封闭而安静"的山区带给我们的礼物。

第3章

恢复青春和健康的真实故事

劳拉·德克赛

　　劳拉·德克赛，从事作家、记者以及研究员的工作已经有30多年了。在许多刊物以及许多网站上经常能见到她的文章，如《女性家庭期刊》《为人父母》《自然健康》《新时代》《克利夫兰实话期刊》（周末版）等。她的作品曾入选一年一度的全国选集、最佳饮食评论，并且，她还是《克利夫兰种族饮食》一书的作者。

在8月末的一天，天气依然闷热，电话照例响起，但那一刻却改变了我的生活。电话那端的人介绍自己是哈珀出版社的一位编辑。她解释道，先前她在一本国家杂志上读过一篇我写的文章，她很有兴趣跟我合作出一本书。在这个机会面前，我心底那个作家的欲望被激起了。

当她开始向我解释这项工作是为一本名为《秘源①》的书做一个读本时，我心里不免有一丝疑虑。她说我的工作就是采访那些通过练习这本书中描述的西藏体式——也就是练习五式而使自己更加年轻、健康状态更好的人们。这听起来非常诱人，但是事实的确如此吗？

读了《秘源①》之后，就像我下面采访的很多人一样，我的第一反应也是：听起来这么好，会是真的吗？出版社将他们收到的反馈近期练习效果的信件发给了我——这些信大都是用一些充满感激的口吻讲述自己的身体疗愈和健康复原的故事。许多坚持练习五式的人彻底摆脱了关节炎的困扰，关节问题被彻底治愈，并且外表上年轻了10～20岁。我当时的想法是，这么简单的一种练习怎么会有如此强大的功效呢？听起来不太靠谱，真的让人无法相信。但是，我决定亲自练习五式，因为从职业的角度来说，除非我自己也有过真实的体验，否则不能随随便便向其他人宣称这些。实际上，另一方面，我也是出于好奇心而去练习。难道这五种简简单单的练习果真能够达到所说的效果吗？

六个月过去了，那个足以改变我生活质量的电话让我记忆犹新。对我来说最有价值的，既不是我随后跟哈珀出版社签署的合同，也不是借着这个项目使我有机会与众多有趣迷人、令人振奋的人们进行交谈。对我而言，真正的意义在于这本书本身以及它所涵盖的信息。练习五式将一股新的能量注入我的生活里，让我拥有了更好的感觉。我发现，我更能胜任我的各种角色了——妻子、3个孩子的母亲以及全职作家。我能看到并且感受到我自身的变化，多年以来，我的状态从来没有这么好过。

我是如此欣喜，便开始鼓励我认识的每一个人都试着练习五式，这逐渐成了我的一项使命，成了我生活的一部分。最后，我先生也把五式当成了晨练的一部分，我的另外两位好朋友也是如此。在许多聚会上，当人们问及我的工作时，常常是我正讲着讲着就忍不住开始在地板上示范这五个动作，让我看起来更像是一个推销员而不是作家。

因此，我也无法在此宣称我的调查是客观、科学的，我接触的每个采访对象都是这本书热情的追随者，并且所有人都热切地跟我交流、切磋。我采访的人从20多岁到90多岁不等。我们谈论的话题就是五式是如何使我们感觉更好、生活更充实的。与这些有着或多或少健康问题的人们进行交谈，都在印证着我自己的亲身感受。这些体式练习对人们真正有效，并且真正能够唤醒青春之源，事实上，这个并不难做到。这些关于恢复健康和重返年轻的故事驱走了一直浮现在我心头的疑虑，让我真正相信这个事实。约翰·卡拉姆就是其中一个跟我分享自己经历的人。

疼痛消除，可以自如起身、跑步
重获健康的个人历程

约翰·卡拉姆，42岁，是加利福尼亚长滩的一名中学英文老师。他已经结婚，有两个女儿，一个3岁半，一个6个月大。他认为自从开始练习五式以来所经历的变化简直可以用"奇迹"二字形容。

在十八九岁的时候，他就患上了严重的脊椎问题，随后被诊断为"强直性脊柱炎"，这是一种少见的脊椎炎性疾病。病情严重时，各脊柱段及关节活动受限，变成僵硬的弓形，韧带和肌腱也都骨化了。这种病很痛苦，有时也容易被误诊。虽然当今医学不断进步，但是迄今为止，这种病还是无法获得治愈。

1979年，即将而立之年的约翰由于这种病痛的折磨而生活不能自理已一年之久。他父亲是斯坦福大学的医学教授，在父亲的帮助下，他尝试了各种医疗措施，但是医生们除了能给他开一些止痛片以外，也无能为力，用约翰的话讲，就是"只能治标不治本，新问题又层出不穷"。在此期间，X线检查发现约翰的脊椎就像是50岁人的状态。一位理疗医师告诉约翰，多数患有这种病症的人们都放弃了治疗，"过一天算一天"。但是约翰选择了另外一种方式来面对。

他说："我决心尝试一切可能的办法，不放过任何一丝可能性。"他怀着侥幸的心理甚至是激进的心理去尝试。他在"主流医学的大道上"上下求索，由于自己的爸爸和哥哥都是医生，因此他还是不缺少健康和医疗常

....

为保护本段主人公的隐私，对一些能指明身份的信息做了改动。

识的。

"我曾经试过很多套不同的锻炼体系和理疗方法，包括瑜伽、生物反馈，以及一种通过放松精神来使身体放松的锗镇疗法。我还开始学习中医以及气功的理念，在35岁左右的时候，我的病情还在不断恶化。有人向我推荐了一位擅长针灸也精通中药的医生，我便去求教。这个经历让我对自己和自己的身体有了全新的认识。我学到了关于恢复和保持健康的一种新的观点，但是我还没有找到我需要找的全部答案，我需要继续寻找。"

许多年以前，约翰听说了《秘源①》一书，并且买了一本。他在感恩节假期时开始了五式的练习，并渐渐做到了每天将每个体式练习21次。"自从我开始每天练习五式之后，身体上发生的变化简直就是不可思议的。"约翰说，"我的脊柱变得柔韧了，我的姿态也发生了很大的变化。我的耐力也增强了，可以走更多的路而不感到疲惫。在一些剧烈的活动中，我发现好多人都比我先疲惫。通过练习这些体式，我的整个身体更加强壮，也更加灵活了。我的手臂变得有肌肉了，脚踝和双腿都更加有力，腰部力量也有所增强。以前，我无法经常抱我的孩子们，有段时间，我根本就抱不动她们，但是现在我想抱时就可以抱，并且能够把女儿举起来。也可以在地板上跟孩子们嬉戏，自如地玩耍。在我练习五式之前，这些都是不可能做到的。我又能跑步了，我指的不是慢跑，而是真正意义上的跑步，纯粹是为了体验运动乐趣的急速跑步或者是因为赶时间而快跑。曾经因为疼痛也由于脊柱僵直，我曾一度无法做到的这些，现在终于能够做到了。二十多年了，终于又可以舒舒服服地跑步了。当我从学前班将女儿接回家时，路上我们一起跑、一起跨越障碍，这些都曾经是我梦想中的事情啊。"

"五式练习也令我的呼吸更加畅快，其中第四式真的能够打开我的胸腔。我感到自己的肺部充满了力量，这是以前从来没有体会过的。"

对约翰来说，康复效果最好的还是他的脊柱，在很多其他方面也收到了各种不同的效果。"当我寻找一个省时且有效的锻炼方法之时，"约翰解释道，"那时我正开始五式练习。我发现它们不仅能塑造体形，还能增强力量，也不用花费太长时间。我经常游泳，但有时候工作繁忙、压力大时，没有时间去游泳，五式练习也能达到我想要的锻炼效果。清晨，即使是没有充足的睡眠，练习完五式之后，我也能神清气爽地迎接新的一天。而且我发现我的睡眠更深沉，休息得更加充分了。我的精力比以往任何时候都更加充沛。"

在练习五式之余，约翰也开始练习冥想，现在又开始探索阿育吠陀疗法，这是源自印度的一种健康疗法，目前在印度非常受迪帕克·超普拉（著名医生和作家）等人的推崇。

约翰说：

"我曾经去拜访超普拉医生，并且带了一本《秘源①》给他。我想知道他对五式的看法。他告诉我他早就对这些体式非常熟悉，并且早已将它们作为自己日常锻炼的一部分了。这些都验证了我自己的亲身经历。

"我从15个月之前开始练习五式，现在足足有一年的时间几乎没有感觉到任何疼痛了。简单地说，五式的确对我有效。"

第一部分　读者反馈

　　自从1985年《秘源①》出版以来，哈珀出版社就收到了成千上万的读者来信，其中不乏像约翰·卡拉姆那样表达对五式的感激之意的。许多读者反映《秘源①》前面那些简短的读者反馈对他们来说意味深长，这让他们产生了动力，获得了鼓舞。所以，从1994年1月开始，出版社准备了关于五式的问卷，寄给了大约3000人，请他们分享他们练习五式的亲身经历。

　　问卷中要求对该书进行1～10分制评分，在随意抽取的275份样卷中，有83%的问卷上给出了9分或10分。他们积极踊跃地填写感受，以至于都超出了我们设定的表格边缘，他们写道，"它们真的有效""令人精力充沛、精神振奋"以及"不信就试试看"。其中，来自马里兰州坎伯兰郡的韦恩·莫里斯和来自怀俄明州嘉士伯的罗伊斯·穆森为了让我们了解他们的兴奋之情，给该书打了15分。

　　通过翻阅这些反馈，我发现人们是出于各自不同的原因而开始练习五式的。有些人因为患有慢性疾病，试遍了各种传统医疗手段都未能治愈，于是就转向五式，抱着试试看的态度开始练习。对于另一些人来说，五式是他们保持健康体态的一种锻炼方式。也有人仅仅是对那些反馈者所说的情况感到好奇，于是就抱着验证的心态开始了练习。而对于很多人来说，可能是由于日趋衰老、突患疾病、经历了手术或者一场意外事故，在康复的过程中尝试练习五式的。也有一些人是看到了他们的某个朋友或亲人练习的效果，或者是在他们配偶的劝说下开始练习。总之，无论出于什么原因，练习之后，一般都是在相对较短的时间内显现出较为显著的效果，这些都是不可否认的，因此，几乎所有的练习者都成了五式的"皈依者"。

谁在练习五式呢？

参与调查问卷的人，年龄从20岁到95岁不等。40%的人已经坚持练习五式两年多的时间了，另有33%的人也练习五式6～23个月了。我们可以将这点理解为，他们之所以能够旷日持久地坚持这项练习，是因为他们真的从中收到了实际的效果。不然他们为什么还能坚持呢？从反馈问卷的情况来看，练习者来自各行各业，有医生，有农民，有教师，也有建筑工人和差旅不断的商人；他们遍及各个地区，从大城市到小城镇都有；他们中间绝大多数都有一个共同点，那就是，都相信五式改善了他们的生活质量。

显而易见，五式对所有的人都有效果，不分年龄，不论体力，也不管本来的身体状况如何。

"我喜欢这个理念，"来自阿拉巴马州蒙哥马利的32岁的邦德·博尔顿写道，"每天只需要花10～15分钟练习，就可能将我的生命延长50年甚至更长时间。"他正朝着这个方向进步。通过练习五式5个月的时间，他已经不再需要服用治疗溃疡的药物了。

39岁的劳瑞·纳尔逊在1989年时经历过一起车祸，背部严重损伤，使她无法移动身体，更无法独自走路，这种情况持续了长达6周之久。她服用了大量的止痛药以及肌肉舒缓剂。当她在一年半后见到《秘源①》时，她的身体状况还是非常糟糕。

"我花了大约6个月的时间，用自己的方式达到了每天练习21次的程度，"她说，"每一天我都感觉比前一天更加强壮有力、精神状态更好。我能够保持背部线条，全靠藏地五式的功劳，我的肌肉也恢复了弹性，这简直就是个奇迹。除非我感到特别疲乏，否则完全不用考虑我的行动问题。我的身体状况又恢复了正常。藏地五式带给我的经历简直妙不可言，尤其是当你认为自己的身体已经无望的时候。以后，我会一直练习五式，因为我再也不想体验身体不能动弹的状态了。"

在年龄较大的反馈者中，有一位来自伊利诺斯州卡本代尔的女士，今年已经90岁了，她写信给我们的时候，仅仅练习了五式两周。在这么短的时间内，她的血压从190/78mmHg降到了178/66mmHg，这令她感叹不已。同时她注意到自己的血压也更加平稳了。"可以肯定的是，"她写道，"我会一直坚持用这套奇妙的练习体系来改善我的健康状况。"

道格拉斯·布莱，今年91岁，来自华盛顿思博肯，他从4年前开始练习五式，也对饮食习惯做了调整。现在他再也不需用药物来对付他的咽炎、胃溃疡以及鼻窦组织问题了。他的视力下降以及前列腺问题，用他的话讲，"早已是昨日往事了"。

既能提升整体健康状况，也能够治愈伤风感冒

许多人像道格拉斯·布莱一样，发现五式练习能够使身体状况明显好转，并且能促使彻底治愈或者显著改善某一种或多种健康问题。其他人，像我一样，注意到它对身体有一个综合调理的作用。许多人注意到自己在能量和耐力方面有了显著的提高，肌肉强度有所改善，灵活性和协调能力也变好了。参加反馈的人们多数都说他们所需的睡眠时间缩短了，睡眠质量却更好，休息得更加充分了。61%的人们感觉自己的外表更加年轻、更有活力。所有参与调查的人都说出了五式练习给他们的生活带来的各种各样的积极变化。

我们调查过的许多人反馈，他们的许多健康问题都得到了显著的缓解甚至是治愈。例如，通过规律地练习五式，许多人的鼻窦充血伴随头痛、慢性鼻窦炎、偏头痛、过敏以及像伤风感冒和支气管炎这样的持续性或周期性呼吸道感染病症都彻底消失了，或者是发作次数大大减少了。

那些长期坚持练习五式的人们说他们对伤风感冒和流

行性感冒这些常见病的抵抗力越来越强了。来自新泽西帕塞克的65岁的家庭主妇爱丽丝·艾格莱斯特就是这样的一个例子。爱丽丝过去经常得咽喉痛、咽炎、鼻窦充血、伤风感冒等病症，她对周围环境中的"细菌"几乎没有任何抵抗力，直到有一天她看到了《秘源①》并了解了五式练习。"我看到了这本书的一个宣传，当时听起来觉得很荒谬，于是就买一本回来看看到底是不是这样。我读了这本书之后，还是觉得不可信，但是天生的好奇心驱使我练习一下试试。由于从小就体弱多病，我的健康问题向来都得到特别的关注。在学校的时候，我就因为经常失声而被特许不用背诵课文。"

自从爱丽丝两年前开始练习五式，她就再也没有生过病，一次也没有过，连她自己都不相信这竟然是真的。当她的丈夫和儿子都得了肠炎时，她却安然无恙。并且，她说就算"细菌"进入她的体内，她也能够在疾病发作之前将"细菌"驱逐出去。"每次当我觉察到我可能会生病时，"爱丽丝说道，"喉咙会有些干痒或者鼻子有点堵塞，这时，在每天早上正常练习五式21次的基础上，我另外加练一下第一式，就是旋转的那个体式和第三式那个背部弯曲的体式，很快，这些症状就消失了，不会像以前那样发展成严重的感冒。以前，虽然我很会照顾自己，但还是免不了经常染上感冒。现在唯一不同的就是我开始了五式练习，而且这是我唯一一项有规律的锻炼。现在我觉得自己几乎能够'掌控'自己的身体了。这些足以让我永远保持对五式的信赖。"

帮助治疗百病

许多患有哮喘、溃疡以及高血压的人曾经非常欣喜地告诉我们，自从规律地练习了五式之后，他们可以减少用药的剂量，甚至可以不用药物治疗了。来自加利福尼亚州波特维尔的凯瑞·克莱姆说五式帮她成功地戒了烟。那些被诊断为患有低血糖或糖尿病的人们通过练习五式可以帮助维持血糖水平，并且，如果同时采纳书中所讲的饮食建议，效果会更为明显。人们发现练习五式并调整饮食方式，可以帮他们缓解消化系统紊乱的症状，能够改善肾脏、膀胱以及肠道功能，并能帮助缓解腿部抽筋和腿部僵硬的问题，缓解大肠炎症状，改善甲状腺功能减退的情况。人们相信这些体式练习对视力、听力以及记忆力也有积极的影响，并且能够使各个感官更加敏锐。

肩背、脊柱、颈部以及关节问题困扰着很多人，并且我们的反馈者中大部分人反映五式练习对这些问题有迅速且明显的缓解作用。对于那些需要定期去做理疗的人来说，通过练习五式使他们甚至也大大减少了去做理疗的次数。而对于那些长期受到机体疼痛折磨的人来说，身体舒舒服服且可以活动自如是一件多么令人激动的事情啊。

各种关节炎问题也经常在反馈中被提到，大家都反映五式练习对关节炎有很好的"疗愈"作用。来自俄亥俄州斯普林菲尔德的菲利斯·斯百科特今年62岁，她告诉我们，因为患有风湿性关节炎，她在上台阶时曾经需要手脚并用，就像刚学走路的孩子那样。菲利斯说："我练习五式之后，爬楼梯轻松多了。"

女性朋友们也发现有一些特别的功效。桑雅·蒙德尔在47岁时进入了绝经期，已经绝经有1年的时间了，但练习五式3个月之后，她的经期又恢复了。桑雅相信"自己的身体正在经历着一场重大的修复过程"。

练习五式3个月后，芭芭拉·考夫曼非常开心，因为经前综合征，这种严重影响她生活方式的病症已经几乎彻底消失了。"因为，以前在经期开始前至少两周，我就感觉身体肿胀、情绪低落并伴有严重的腹部绞痛，"芭芭拉解释道，"自从练习五式之后，我只是在经期开始前一天或者当天才感到不适。这对我来说简直是个非常大的恩赐。"

44岁的玛丽·谢丽的子宫纤维瘤在练习五式之后基本上消失了。在被她的妇科医生告知其子宫内有纤维瘤之后，她便开始每天两次练习五式。5个月之后，拍片显示她的子宫里已经没有任何瘤状物了。

不同的问题：同一个简单的解决方法

五式对44岁的约翰·普拉斯影响也很大。约翰说："母亲给我寄了一本《秘源①》作为圣诞礼物。收到这本书的时候，我正患有严重的腰背疼痛，几乎无法站直身体，连走路都困难。"他曾被一匹马踢到过，左膝盖的韧带和软骨被严重损伤。他说："我无法弯曲左膝，也不能跑步。"缅因州寒冷的冬天让他的日子非常难熬。

"读完这本书，我非常激动，"约翰继续说道，"练习初期，我不用任何止痛片，所以面临着很大的困

难和巨大的疼痛。一个回合做下来，我就知道它们是真
正有效的，因为数月以来，我第一次感觉背部和膝盖如
此轻松、舒适。然后，我就一直坚持练习，一周之后，
我的腰背不再疼痛了。到今天，13个月过去了，我的膝
盖功能恢复了95%，腰背疼痛再也没有复发。并且，在
这个过程中，五式练习也增强了我的意志力和记忆力。
我的视力和听力也得到了百分之百的提高。我彻底信
服了。"

体重问题——用事实说话

五式练习也能够帮助人们获得正常的体重。对于那些
想增重的人来说，五式可以显著促进食欲，从而使体重适
度增加。相反，那些想减肥的人虽然没有节食，体重却下
降了很多。

"我在大约5个月前开始练习五式，"来自科罗拉多州
丹佛的46岁的卡罗林·都铎说，"一直以来，我计划用大
约两年的时间来减掉9斤体重。我试过节食，也曾试图用
大量的运动来减肥，但是都收效甚微。自从我每天练习五
式，坚持了两个月后，减掉了9斤，并且没有反弹，也觉得

更有精神了。以前我经常在晚上9点的时候就开始犯困，倒在床上就睡着了，但是现在直到每晚11：30甚至是凌晨1：00也不觉得太困。我能够享受这段延长出来的时光了。"

既能够减肥，又能提升精力，对于那些既练习五式又采纳书中所写的饮食建议的人们来说，效果尤其明显。

阻止衰老，留住年轻

当然，五式最吸引人的一点，就是阻止衰老进程，留住年轻容颜和青春活力。从外表看上去更加年轻，感觉上更加活力充沛，相信每个年过35岁的人都会为这个想法所动。毋庸置疑，对许多人来说，练习五式改善了他们的面容，皮肤上的斑点、雀斑、皱纹减少了，整个人都变得神采奕奕。五式也能够改变身体姿态。有相当多的原本头发花白或雪白的人，其发色都变回了原来的颜色，至少是一部分变回了原色。有的人原本稀疏的头发长得更加浓密了，也更有光泽了。75岁的詹姆斯·梅耶斯原本就头发稀少，梳头时也容易掉发，练习五式4个月以后，他不再脱发了，而且发量达到了前所未有的程度。

无论男士还是女士都说他们的身材变好了。其他人则发现持续练习五式大大改善了他们的整个状态，让他们的眼睛更有神采，步伐更加轻快，并且浑身洋溢着青春的活力。

衰老才是百病之首，练习五式还能够促进人们接受这个理念。几乎所有人都理所当然地认为年老体弱、病痛缠身、美貌不再、老态龙钟这些都是生命中逃脱不掉的一部分，但是对于那些练习五式并且决心采取一切措施来保持健康的人们来说，事情并不一定是这样的。

往常我们认为生老病死都是理所当然的，而《秘源①》却告诉我们事情应该是截然相反的，因此，人们很容易自然而然地给藏地五式贴上"不可信"的标签，认为这些只是那些乐观者的憧憬、妄想者的神话、对单纯者的愚弄而已。"五式听起来近乎神话，"来自加利福尼亚州萨利纳斯的查尔斯·古德文这样说道，"你一定不知道五式何以能够如此，却只知道它们是神奇的。"

改善精神状况

对于许多练习五式的人来说，身体状况改变的同时，精神状态也会随之变化。许多人反映他们的头脑更加冷静、清晰，思维状态也更加放松。一位来自犹他州的32岁的6个孩子的母亲，以及一位来自佛罗里达州的85岁的退休老人，这样截然不同的两个人都说练习五式让他们在身体上和精神上感觉更好。许多人都有这样的印象，那就是练习五式能够让思维更加开阔、情绪更加稳定，并且能让人有更为清晰的思路。"在精神方面，我发现我达到了一种前所未有的境界，"来自旧金山的53岁的李·伍道说，"就如同一个明智豁达的人住进了我的身体，练习了3个月就能如此，我对将来的练习效果非常乐观。"

截至目前，我们收到的来自各个年龄段五式练习者的反馈中，提到最多的都是五式让他们进入一个非常好的状态，他们对自己的生活和健康充满愉悦感。他们把这种感觉比作"生活调味剂""动力机""活力源""平衡器"以及"乐事"。其中有个人认为五式是"高效的滋补品"，而另一个则说五式使他"宛若新生"，有一点已经非常明确，那就是当人们感觉身心俱佳时，年轻的活力也就随之而来了。

萨拉·卢锐是一名外科护士，她说道："这本书给了你希望，并且一旦你从练习过程中获得一定效果之后，你就更加对此坚信不疑。我从1991年的春天开始练习五式，如今我受益颇多：我的健康状况人为改善，更有精力去充实生活并且帮助他人了。我的目标曾是找回少年时代的感觉，现在我真的做到了。"

在我们收到的成百上千的像萨拉一样的反馈中，我们发现那些来自医疗专业人士的反馈尤为有趣。在本章的第二部分，你将会读到很多这些人士以及他们非同寻常的故事。他们都说五式给人们的康复带来了更多的希望和信心，享受健康和活力不仅仅只是年轻人的专利。

（想了解更多的关于练习五式的亲身体验的故事，请查阅附录一）

第二部分　医学观点

《秘源①》的读者来信，激起了人们的向往，也引来了很多质疑。疾病、体能下降乃至衰老，这些都被视作随着岁月流逝而不可避免出现的结果。现代医学中没有类似于西藏人理念中的涡轮的概念，仅仅提供了关于精神态度、情绪稳定与身体状况之间的关系。但是许多医疗机构的成员以及其他健康专业人士已经开始探寻一些古法并寻求一些新的康复措施。

最让人激动也最鼓舞人心的对五式的评价正是来自那些医疗专业的从业人员。他们不仅自己练习五式，还将其推荐给他们的病人。切身体验和专业知识使他们确信五式的确能够显著改善整体健康水平。

罗伯特·寇普是一位医学博士，二十多年以来，他一直致力于探寻西方医疗方法以外的康复措施。他坚信源自古老而又博大智慧的五式，比我们的理念更胜一筹。"西方医学是将人体视作一辆汽车，哪里坏了就修哪里或拆换一下，身体有了任何不适，就只会从身体不适的部分找原因。而这些五式练习对我们的健康所起的作用却是总体性和内在性的。"

"我相信，情绪上的痛苦和身体上的疾病之间一定是有联系的。健康问题是受到多个方面影响的，是与气愤、恼怒以及情绪消极等因素息息相关的，"寇普博士说，"五式既在身体层面也在精神层面上起作用。它们本身就是精神上的一种修行，或许这就是这项练习从来就不会像其他运动那样产生竞争，乃至引起愤怒的原因所在。我感觉五式带给我的不仅仅是机体上的功效。"

寇普博士今年51岁了，他从1993年新年之际下定决心开始练习五式。现在，通过自己切身体验之后，他更加确信五式的功效，从没有落下一天的练习。"我的肌肉强度增强了，肩膀更加挺直，腹部的肌肉也更结实了。6个月后，我后脑勺上的白发已经开始变回原来的深棕色了。我也已经劝说在医学院读书的儿子开始练习五式了。"寇普博士说道。

寇普博士原本是一位耳鼻喉科专家，但他渐渐地从主流医疗上淡出了，因为他实在厌倦了用做手术、开处方这些连他自己都不想用的办法来医治病人。他已经不再用在家乡荷兰的医学院里学到的那些传统方法了。目前，寇普博士在亚利桑那州斯科特斯德尔行医，他针对病人的身体状况和精神状态，运用多种方法来制定康复程序，往往能够在治好病人身体疾病的同时，也将其精神层面的问题一并解决。

"五式不仅仅是简单的身体上的练习，我自己练习后，对健康有了更深刻、更全面的理解，这是我之前不曾知道的，"寇普博士说，"我相信它们能够帮助我们达到一种意识和身体的平衡状态。"这也是为什么他会将五式推荐给很多病人的原因。

古老真理与现代科学

与我交谈的很多医疗专业人士都认为五式源自一种非常古老但也非常有效的康复方法。"在我看来，"来自蒙大拿州比林斯的颈椎指压治疗神经学专家查尔斯·博文医生说，"五式是数千年以前人们鉴于对身体运转的直观理解，并且加以认真细致的观察而总结出来的。"

"在很多年以前我就买了《秘源①》，"博文医生说，"因为我相信一分价钱一分货的基本道理，出版社肯做这本书，说明对它相当有信心。并且，我刚开始练习五式时就从中体会到了效果。后来，我发觉我对自己的身体内部以及周围事物的知晓能力有了显著的提升，并且充满了平和稳定的能量。"

博文医生鼓励他的病人要每天练习五式，他是全球仅有的119位通过机构认证的脊髓指压疗法的神经科专家之一，同时，他还是神经专业（研究那些掌控和指挥身体各项功能的神经系统）的博士，在他独具特色的临床医疗中，他不只是进行手术和药物治疗。"神经系统出现的任何问题，"博文医生讲道，"都对身体的其他部分有着更为深远的影响，并且我从自己的切身经历以及我的病人身上发现，五式能够唤醒整个神经系统。因为我了解人体功能，因此不难相信五式所宣称能够达到的效果。其实，一点也不神秘，也一点都不神奇。"

他以书中所说的能够帮助人们的"外表更加年轻"这一点为例来展开他的观点："体内循环改善，促进了血液流动，尤其是改善了面部的血液循环，从而带给皮肤更多的氧气和营养，带走更多的代谢废物。当然，通过每天练习也能刺激神经系统，从而相应地改善代谢系统，自然就使外表看起来更年轻、脸色更红润。"

博文医生练习五式15年了，自己形成了一套关于五式如何起效以及为什么有效果的理论解释：

"身体在某一个时间点上的神经传入和传出的总量为中枢综合状态，将这个想象成一个常用账户，'存款'来自机体的动态接收器，也就是每种感觉神经的连接点。这种接收器最为密集的区域是在头部以及颈上部，五式中几乎所有的体式都会涉及颈部弯曲或转动拉伸的动作。

"这些神经向大脑输送稳定的感官信息。关节的运动刺激了机体动态接收器活动，进而增强了小脑和丘脑的活动。大脑的这些相关部分整合了来自交感神经和副交感神经系统的信息，而这些系统则控制着像心、肺、肠道、腺体等器官的自动运作。你'存款'越多，你'账户'中的资金就越充足，你可支配的余地就越大。相反，如果缺少了刺激，就如同一个人病了或者卧床好久，就会透支'账户'中的资金。"

根据博文的观点，造成我们提前衰老或患上慢性疾病的首要原因在于我们太过静止的生活方式。缺少运动将会导致感觉退化进而影响全身整个系统。如果感觉神经接收不到任何信号的话，它们就开始萎缩，进而导致其他功能的退化。"五式通过刺激机体动态接收器的活动，提升中枢综合状态，从而作用于免疫系统、消化系统、呼吸系统、心血管系统以及泌尿系统。这就是为什么练习五式能够减少伤风感冒或流行性感冒，延缓那些随着年龄而导致的机体老化的疾病，对于像关节炎、鼻窦问题等许多病症都有一定的好处。我曾见过一些患有骨刺的病人，这是能够导致关节无法正常活动的一种骨关节炎，通过练习五式，这些关节的神经得到了刺激，骨刺就自动消失了。X光片证明骨刺的确完全消失了，我相信这是我提供的治疗辅以五式练习的共同效果。"

博文医生今年40岁，5年多以来，他一直将五式作为日常锻炼的一部分。五式取代了清晨的咖啡，因为练习五式能够让他更清醒。"当练习五式之时，我感觉到自己的能量正在提升，身体潜能正在得到最大化的挖掘。"博文说。

像博文医生一样，拉塞尔·刘易斯研究东方养生术也有好多年了，他感觉五式对人体系统以及运转情况有一个比较准确的理解，这些知识已经经过了时间的验证。他相信这些练习也将会通过练习者的自身经历来获得认同。刘易斯在南卡罗来纳州查尔斯顿从事脊椎指压治疗17年以来，也采用一种有着相似原理的针刺疗法，这种疗法虽然还缺少科学化的解释，但是已经被人们采用成百上千年之久了。

"在我自己练习五式的3年时间里，"刘易斯医生说，"我发现五式让我感觉超棒，有一种健康安宁的感觉。我认为这些效果来自这种遵循古代东方的自然原理和超自然原理的动作练习。这些原理被证明跟最近科学研究的意识与身体关系十分相符。"

"很久以前，我的一位病人送给了我一本《秘源①》，我相信在现实中，一个人对于自己长久以来的身体状况的变化一定是有意识参与的。每个人都必须在自己的健康方面积极地扮演一个角色，并且承担一定的责任……这本书对我来说，最重要的就是书中的故事所传达的理念，任何年龄的人们都可以通过练习五式来维持自己的健康状态。我对于活到120岁并不感兴趣，对我而言，最重要的是生活质量，我认为五式能够帮助我提高生活质量，这才是我练习五式的真正原因，也正是我将它推荐给许多病人的原因，其中包括各个年纪的，有各种问题、疾病或者有肌肉骨骼问题的人。我发现五式简直就是对身心的最佳锻炼方法。"

拉塞尔·乔莱提医生自己的故事就是个活生生的例子。他是肯塔基州哈特福德的内科医生，1993年退休后，便开始练习五式了。7个月后，他遇到了一位好久未见的外地同事。"现在你不能退休吧，你也就47岁吧？"这个朋友问道。乔莱提告诉他自己实际上63岁了，不过他不得不掏出自己的驾照来证明一下。

在练习五式之前，乔莱提医生弯腰弓背，因为颈部的旧伤而无法转动头部，头发也已经变得灰白了。他身体臃肿，看上去非常老迈。"我从1993年6月19日那天开始，根据《秘源①》一书来练习五式，"乔莱提医生说，"我的体重减轻了18斤，感觉精力更加充沛，反应也更加灵敏。我的头发变得棕黑，也浓密了不少，只在鬓角还有几根白发。逐渐地，我的脖子也可以自如地转动，而且一点都不疼了。现在，我已经能够笔挺站立，走路时的步伐也轻快了许多。我的性欲和性能力也恢复正常了。所有这些都是千真万确的。有许多4年多没见过我的人见了我都大吃一惊，说我变年轻了不少。"

五式是怎样起作用的呢？

我交谈过的每个医生都从他们各自的专业角度向我解释了五式是如何"发挥作用的"以及为什么能够如此。但是有一点是他们都认同的，那就是五式是一种能够对整个身体和意识产生积极影响的练习系统。他们都发现练习五式能够增强肌肉强度，改善身体灵活性，促进循环系统以及呼吸系统的运作，并可以增强协调能力和平衡能力，提升身体能量，获得更加清晰、明朗的思维。

许多医生认为五式改善了循环系统，从而帮助身体清除堆积在脂肪组织、器官以及关节中的毒素和废物。其他医生认为，通过五式练习能够给大脑送去更多氧气，从而促进它的各项功能。也有医生坚信通过激活《秘源①》中描述的体内的"轮"或者说能量中心，可以刺激内分泌系统的运作（本书第4章中将对"轮"进行探讨）。

"位于脊柱附近的'轮'连通着主要的内分泌腺体，"大卫·塞尔曼医生解释道，"这些腺体帮助维持体内化学成分的原始平衡并且维护其基本机能。与生长激素的分泌息息相关的甲状腺和脑下垂体与衰老有着密切的联系，它们都是内分泌系统的重要组成部分。它们分布在头部和颈部区域，五式练习尤其能够对这个区域产生作用并且激活这些腺体。在科学研究中，加入少量的这种生长激素，结果显示它能够延缓衰老进程。"

塞尔曼医生是一位微生物学家，他对身体和意识的关系以及免疫系统尤其感兴趣，目前他正在寻求建立一个关于"五式能够促进身体生长激素分泌能力"的科学研究基金会。4年以前刚看到《秘源①》这本书的时候，他就开始用同样的科学精神来探求里面所讲的情形。同时，他开始亲自练习五式以观其效果。

令塞尔曼医生非常吃惊的是，63岁的他不久就发现自己感觉更年轻，身体也更健康了。他注意到自己对感冒和流行性感冒的抵抗力也大大增强。练习了1个月后，他便可以在中午打上3个回合的网球了，这在以前是根本不可能的。他现在的双打搭档43岁，但是塞尔曼说他完全能够跟上节奏。"我感觉现在的我比28岁时打得还要好。我的外形也好多了，我身高1.83米，自从每天练习五式之后，无论我吃多少东西，体重都会稳定在60公斤。"塞尔曼医生颇有些骄傲地说道。

当然，塞尔曼医生不会随随便便就说五式是促成他良好健康状况的唯一原因，因为他是一位科学家。他解释说，一个人不能说没有科学根据的话或者进行不受约束的研究。"如果我没有练习五式，很难讲我现在是个什么状态，"他说，"但是我知道，我练习了五式并且强烈地感觉到它们是有效的。这也是我为什么在我的研讨会和班上探讨这个的原因。"

改善整个身体状况

"对于一种医疗措施，相比起它是如何对我的病人起效以及为什么能够起效这些问题，"医学博士凯思林·索缇尼说道，"我更关注实际效果。对于能够帮助我的病人的事情，我向来是欣然尝试的。尤其是遇到现代顶尖级医学也无能为力的情况，我就会尝试一些其他的办法。人们当然希望能够恢复健康，这也正是我所关心的问题。"正是抱有这种态度，她接受了一个叫辛西娅的病人推荐的五式，辛西娅认为是五式全面改善了自己的生活和健康状态。

索缇尼医生现在是南佛罗里达州大学医学院的全职

工作人员，也是位于代顿纳海岸的哈利法克斯医疗中心家庭实习项目的协调员，她第一次见到辛西娅是在8年半以前。那时候，辛西娅才27岁，但是身患多种疾病：慢性甲状腺功能减退以及进食障碍。这一度使她的体重过轻，并且浑身疲软无力，甚至爬一段普通的楼梯都会令她几乎虚脱。索缇尼医生接收了这位病人，并且把自己的搭档——一位临床心理咨询师推荐给了她。

但是，无论心理咨询还是药物治疗都不起作用，用辛西娅自己的话讲，她感觉"自己比耄耋老人更没有生气"，觉得自己"就要干枯掉了"，会"时常觉得冷，并且看起来形如枯槁，极度干瘦，头发暗淡无光并且脆弱易断，眼皮松弛，总是一副无精打采的样子"。她几乎无力照顾6岁的女儿。

在第二次怀孕前的一个下雨天，她看到人行道旁一个垃圾桶旁边堆着一些书，她便想从中挑挑看有没有什么有价值的，拣来拣去她发现了凯德的书，因为只有这本还是干的。她被这本书的名字吸引，于是就带回了家。读过之后，她几乎马上就开始了练习。索缇尼医生以及她自己都很快注意到她健康状况的改善。她的胃口越来越好，并且开始正常吃东西了，体重也在不断上升，精力以及情绪也得到了显著的改善。辛西娅确信这些都是五式的功劳。

"以前我从未听说过《秘源①》这本书以及五式，直到从辛西娅那儿才得知。"索缇尼医生解释说，"作为一名医生，我对这个是充满怀疑的。但是我认为这种练习也不会伤害到她，所以也就没有反对她去练习。随着时间的推移，我几乎不相信她的变化，她简直就像换了个人一样，气色越来越好，状态也很不错，并且她看起来能够从容地掌控自己的生活和健康了。"

辛西娅说："当我第一次怀孕的时候，最后的两个月我不得不完全卧床休息。索缇尼医生和我都非常担心，再次怀孕，我会不会还出现那种情况？那样的话，我怎么还能有精力来照顾我的新宝宝？我甚至都想过，等宝宝出生后，要将其送去领养。"但是辛西娅的怀孕过程非常顺利，5个月前，她生下了一个健康的小宝宝。直到进入医院的前一天，她还一直在练习第一式、第三式和第四式，生产6周之后便又可以练习所有的体式了。

"我的一位女朋友，在我之后没过多久也生了小孩，但是看起来依旧'孕味'十足。而我在生完女儿第9周之

后，根本就看不出来我曾经生过宝宝。"辛西娅满怀激情
地说，"我每大都将每个体式做21次，感觉非常好。我觉
得自己浑身是劲儿，这是以前从未体会过的。现在，我照
顾两个女儿，还养了一条鱼和一只兔子。只要不是有两
三件事情需要同时处理，我完全能够一个人搞定。从前，
带着孩子再拎着几袋日用品回家几乎就能要了我的命，但
这些天以来，我能够得心应手地处理这些事情。我的头发
也变漂亮了，不再怕冷，也不需要服用治疗甲状腺的药物
了。五式的确帮了我，让我这个病恹恹的年轻人真正找回
了青春和健康。"

索缇尼医生也说道："我用所学到的科学方法无法直
接解释辛西娅练习五式之后身体状况的变化。尽管如此，
我还是对她开始练习之后的情形印象深刻，我最感兴趣
的问题：是什么让她得以如此？对于辛西娅来说，毫无疑
问，是练习五式。"

辛西娅相信她自己是在一个特定时间里遇到了这本
书，这是她的一个转折点。"那个时候，我一直病着，并
且对病情产生了厌恶和倦怠，"她说，"我吃的药物一
点作用也没有，我感觉我需要一些更加内在的东西来帮

我，但是也不知道具体会是什么。是五式回答了我所有的问题。"

减缓衰老的步伐

麦尔医生是路易斯安那州杰克逊的一个家庭治疗机构的精神病医师，他63岁时第一次听说《秘源①》，那时他整个人松松垮垮，身体肥胖，正在担心自己会不会患上心脏病。他刚开始经营私人诊所的时候，经常每周工作60个小时，但是那时他连每天工作8个小时都撑不下来。他感觉自己已经垂垂老矣。

"我买这本书是因为好奇，也是由于对自己健康状况的不满意，"麦尔医生解释道，"我决定先练习3个月，看看有没有效果。在3个月结束的时候，我明显感觉到了身体的变化。"

通过练习五式，麦尔医生的精力得到了明显提高。3年以前，还完全不知道五式的时候，他每天需要睡足8小时，但第二天中午还是犯困。"当我状态很好的时候，每晚只睡四五个小时。"他解释道，"但是现在，即便我睡得更少，也从不觉得困顿。我早上4：00就起床，感觉神清气爽，全天的工作效率都很高，即使午饭后不休息，也感觉精力充沛。直到晚上睡觉之前，也不觉得很困倦。"

他的体重减掉了9公斤，且没有反弹；腰围缩小了8厘米，肌肉力量也开始恢复。他十分满意镜子里的自己。由于鼻甲肥大（一种增生）而导致的慢性打喷嚏症状也消失了，再也没有出现以前那种常常上气不接下气的状况。

"通过留心3个月以来自己身体的变化，我决定继续练习，"麦尔医生说道，"现在，练习五式已经成了我的一个习惯。这些年来，我只有5天没有练习，我知道我的身体不仅仅是从感觉上变好了，而是真正地有所改善。自从开始练习五式，我没有得过大病，有时候即便是患上了轻度感冒，也继续练习，一般两天之后，感冒症状就消失了。最近我做了一次全面的身体检查，各项指标都很正常，我的医生简直不敢相信我身体所发生的变化，因为他跟我同岁，经历过一场手术，看起来却像比我年长10岁。"

"我怀疑练习五式真能够使岁月的年轮倒转，"麦尔医生笑着说，"不过一个人如果能有毅力坚持做这些练习的话，我相信岁月的年轮至少能够减速很多。"

在本章中，麦尔医生、索缇尼医生、寇普医生以及所有其他医疗专家的话都不是销售广告，他们也不是骗人钱财的江湖骗子，也不是在推销"万灵油"教人长生不老，这些来自医疗领域的专业人士，跟其他人一样，纯粹是自愿跟我讲的。他们并没有从中得到任何报酬，都是抱着能够惠及他人的想法来跟大家分享这些令人难以置信却又是千真万确的经历。

找到自己的青春之源吧

你在本章中读到的这些故事都是真人真事，这些人就像大多数人一样过着平凡的生活。他们的故事里没有迷信也没有神话。让这些人不平凡的，正是他们不仅仅在梦想找到神秘莫测的青春之源，而且发现"生命之泉"就在自己身上涌动。通过坚持练习五式，他们激活了自己身体天生的功能，疗愈自己，使自己恢复青春。

从所有的反馈中，我们可以清楚地看出，五式能够回答"是什么令你痛苦"。它们可以帮你改变生活方式，或者能够在一定程度上改善生活，治愈疾病，或者帮你更舒服地对付这些疾病。它们可能会使你看起来更加年轻或让你感受到前所未有的舒适状态，但是，最最重要的一点是，它们能帮你重新认识自己。

不必迷信。五式不是宗教性修行。对于初始练习的人们来说，需要的仅仅是尝试的意愿而已。尽管20世纪的科学和医疗水平在不断地进步，但人们探索通往健康新途径的初衷却始终未曾改变。然而，许多古老的秘诀已经失传。在我们生活的社会里，我们已经习惯于依赖专家以及他们开出的药方。人们对生物学和医学的狂热研究掀起了高科技、高成本医疗的潮流，同时也遮蔽了古老的也更为简单的调理身体的办法。在这个过程中，我们牺牲的是对自身的认识和理解。

所以对于每个读者来说，问题仍然是：如果藏地五式对于改善健康、消除疼痛、保持或者重返青春的最佳状态有效，即使仅仅存在微乎其微的可能性，那么为什么不亲自尝试一下呢？所需要的仅仅是一个开放的态度以及每天拿出10～20分钟的时间而已。

在本章提到的这些人当中，有的可能就是你的邻居或是你的好朋友。他们同意跟我们讲述这些，只是因为他们对五式充满热情，并且想跟其他人分享他们的经历。

　　所有的人都说练习五式对他们有着这样或那样的效果。在下一章中，我们将探讨并解释一下这些练习在疗愈身体或延缓衰老方面的功效。

第4章

五式的能量秘密

理查德·莱文顿

现代科学和现代医学告诉我们，人的衰老过程是不可逆转的，但是布拉福德上校以及成千上万采纳他建议的读者（在前面的章节中有所讲述）都宣称他们将这个不可能变成了现实，他们都变年轻了。

至少有3位科学家证明这种说法。有悖于传统观念的是：身体的衰老过程是可以减缓的，并且也是可以逆转的。

冥想是如何逆转衰老过程的呢？

在1978年，一位来自加利福尼亚州立大学洛杉矶分校的生理学家吉斯·华莱士，证明了冥想对衰老有着直接的作用。他测量了3个生物学指标：血压、视力以及听力。持续练习冥想之后，所有这3项指标都有所改善，华莱士宣布，在这些案例当中，生物学意义上的衰老过程的确被逆转了。那些练习冥想达到5年的人，平均的生物学年龄（依据生理学测试结果）将比他们的实际年龄小5岁。那些练习冥想超过5年的人，经过测试，他们的生物学年龄则要比实际年龄小12岁。也就是说，规律地进行冥想练习可以降低你的生物学年龄，真正令你更加年轻。

迪帕克·超普拉是一位医学博士，他曾与一位同事——同为医学博士的杰伊·格拉泽一起证明了冥想可以逆转生物学上的衰老进程。超普拉是一位内分泌学家，他写了许多关于冥想与康复和衰老之间关系的广受欢迎的文章，并且是这个领域的国家级专家。他在自己《不老的身体，永恒的精神》一书中，通过一个案例研究来证明冥想可以减小身体的生物学年龄。

在1988年，超普拉和格拉泽开启了"DHEA的荷尔蒙对衰老的影响"的研究项目。这是迄今为止人们所知道的能够降低年龄的唯一一种荷尔蒙，这种荷尔蒙在人25岁时会达到其巅峰状态。一旦你的身体出现压力反应时，你的DHEA的供应就被分解为多种与压力相关的荷尔蒙，如肾上腺素和皮质醇等，因此，DHEA水平是衡量身体承受压力状况的一个可靠指标。在20世纪80年代初期做的白鼠实验显示，被注射了DHEA的白鼠的衰老过程被逆转了，它们又重获了年轻白鼠才有的活力。所以超普拉和格拉泽想验证一下这种情况是不是也适用于人类本身。

小白鼠的实验告诉超普拉和格拉泽，对于人类来说，如果一个人可以承受或改变压力的影响，他的DHEA将会一直保持在较高水平。如果真是这样的话，那么伴随DHEA水平下降而发生的衰老过程也会扭转。格拉泽比较了328位冥想练习者同1462位非练习者的DHEA水平，在所有的女子组中，冥想练习者的DHEA水平较高；在11个男子组中，有8个小组中冥想练习者的DHEA水平较高。

对于超普拉和格拉泽来说，通过测量DHEA水平证明了冥想可以减缓生物学衰老进程。超普拉说练习冥想者和非练习者最为显著的差异出现在年龄较长的小组中，在45岁以上的冥想练习者中，男子的DHEA水平要普遍高出23%，而女子的DHEA水平要高出47%。虽然这些测试没有考虑饮食、锻炼、体重以及酒精消费的影响，但这些指标就是你所期待的比实际年龄年轻5～10岁的男人和女人的DHEA水平。

有什么神奇的功能、原理能使这种年龄倒转变为可能呢？难道练习五式能够激活或控制这种功能？果真如此的话，是怎样达到的呢？在本章中，我们将针对这些问题探索可能的答案。

基本生命能量的力量

布拉福德上校解释说，五式是通过一个"生命能量"的原理来起作用的。通常情况下，我们将能量具化为碳水化合物或比作像石油这种"燃料"，但是，布拉福德上校认为能量是指一些更为微妙的物质，它们无相无行，却是生命力的本源，是控制生命的至关重要的能量。

练习五式可以激活遍及体内的这些潜在生命能量的循环状况，上校是这样告诉我们的。布拉福德在向他的学生介绍时讲过，印度语中将这种能量称作"轮"。根据印度人的观点或者它的字面意思"生命的气息"来理解，它们循环、遍及人体各个部分，影响着生命的各个方面，包括你的思想、感觉乃至身体状况。虽然你看不到这些生命的基本力量，却每天都能够感受到它们强大的影响。

早在1908年，一位英国医生和研究员沃尔特·科奈尔博士就发明了一种独特的装置，叫作"科奈尔屏"，它能够使人类的生命能量通过照片的形式展现出来。科奈尔解释说，人类的生命力是以能量场或者身体周围的气场这样的形式存在的，科奈尔屏可以拍摄到能量场的图片。这种装置还能拍到围绕在身体的某个部位的能量场，比如拇指以及其他的像树叶这样的活的有机体周围的能量场。科奈尔图片自从其问世开始，就对证明所有生物有机体周围看不见的能量场的存在发挥着重大作用。

在20世纪80年代，一位来自密西根的家庭医生理查德·格博博士，在他的那本堪称经典的《振动疗法》中将东方人对生命能量的观点融合到了传统的西方医学中。格博医生相信，基本的生命能量不仅仅存在于身体和意识里，而是一个综合、复杂而又互相关联的能量体系。这些能量体系，被格博称作"振动系统"，为身体的所有器官和系统提供养料和燃料。它们为身体的正常运作提供所需的"营养"，并且能够影响所有的腺体、荷尔蒙、神经中枢以及细胞的活动。格博解释道："振动治疗系统将是拓展目前的医疗观念、寻求新的诊断方法以及治疗方式的关键所在。"

这些在基础生命能量方面的观点能够引导我们去了解练习五式之时我们体内所发生的变化：五式的身体动作和姿势激活了身体和意识内更多的生命能量循环，或者按照整体医学的称呼——意识身体。在意识身体中，是没有心理和生理活动之分的。意识作用于身体，身体也对意识起作用。

接下来，让我们探讨一下布拉福德上校教给我们的另外一些知识。他讲过生命能量通过身体内一些叫作"轮"的能量中心来循环运动。

身体内的秘密能量中心

东方的传统理论认为我们每个人的体内都有七个秘密的能量中心，分布在从腹股沟到头顶的各个位置上。说它们是秘密的，是因为在常规条件下我们无法看到或觉察到它们。它们被称作"轮"，字面意思就是"旋转的轮子"，因为那些自称具有透视功能的人说能够看到它们，它们就像旋转的涡旋或轮子。它们的形状和运动状态明显更像是一个涡旋，就像是我们看到的水流一泻而下之时所产生的旋涡或通过卫星看到的飓风的样子。

据说，这些轮是通过你身体内分泌系统的七个无管腺来发挥作用的。这些腺体，也是分布在腹股沟到头部之间的部位，掌控着身体的重要荷尔蒙的循环。根据东方的理念，生命能量通过这些轮的运动并且经由内分泌系统流向全身。这些轮掌管着体内的能量循环，而内分泌腺体则控制着人体内荷尔蒙的活动。

这些与布拉福德上校所讲的轮的原理是完全一致的。

按照他所讲的，一旦内分泌系统分泌的任何荷尔蒙出现任何失调或不足，就会导致一个或多个轮产生问题。某个内分泌系统的运作失调会很快地导致疾病、衰弱、衰老甚至是死亡。因此，轮的概念是布拉福德上校解释五式是如何影响一个人的健康和衰老过程的核心所在。正如他对学生们所讲的，轮是"看不见摸不着，却的确是我们身体中拥有强大能量的地方"。

控制轮旋转的速度正是练习五式的关键目的所在，上校是这样解释的：在一个健康人的体内，所有七个轮都是高速旋转或运作的，从而将生命能量经由腹股沟到头部的区域带到全身。并且，健康人体内的七个轮的运作速度都是相同的，它们是在一起和谐工作的。这时你可以将其想象成一个开足马力旋转的洒水车，能够将水流喷向各个方向。

布拉福德上校解释说，如果一个或多个轮的运作受阻或是减速甚至是停止运转，生命能量就无法正常循环，其结果就是，疾病和衰老也随之产生。衰老过程本身就可以被定义为这些轮的旋转活动异常或停止的状态。这些轮的"不正常状态"——停止旋转、速度异常或者旋转方向错乱，都会对健康产生不良影响并导致衰老。所以关键的问题就是：如何让这些轮的旋转加速，从而使衰老过程减缓。正如布拉福德上校所讲的，五式的秘诀在于让这些轮匀速、和谐地运转。

布拉福德上校告诉我们，要想重获青春、健康以及活力，快捷的方法便是恢复这些能量中心的正常运转。但是，轮的正常运转情况应该是怎样的呢？根据布拉福德上校的说法，它就像一个强壮健康的25岁的男人或女人体内轮的运转速度。要达到这一点，第一步就是练习第一式——旋转——以激活所有的七个轮的运转。旋转体式类似于轮的热身运动，可以使每个轮和谐运作，接下来就该练习其他四式了。

从大多数的中年男人或女人身上你能发现什么呢？布拉福德告诉我们，在他们身上能看到这些轮的运转不再和谐，旋转速度紊乱，旋转较慢的轮可能会导致那部分身体变得虚弱，而旋转较快的轮则会引起精神紧张、焦虑以及疲乏。简而言之，轮的旋转无论是过快还是过慢都会造成健康问题。由此，我们通过练习五式来调整进而加强身体七个能量中心的旋转状况，帮助身体将纯粹的生命能量供向内分泌腺，进而影响器官和身体功能。当这一切发生之时，其结果就是我们将获得长寿，并且身体康健。

轮是如何影响疾病、康复以及衰老的

东方的老师将轮称作"莲花"，那是因为，像花一样，轮也有数量不等的瓣，并且有一个长长的茎干来通向脊柱。按照这种说法，当接收或输送基础生命能量之时，这些花瓣以及整朵莲花都会旋转或者转动。各个轮的花瓣的数量各不相同，底轮有4个瓣，而顶轮则有1000个瓣。

关于七个轮之间及其与每个内分泌腺之间的关联问题，存在着小小的争议。每个专家所讲述的细节各不相同，但是很多人相信轮的存在、轮的位置以及它们对内分泌腺的影响，如下所述。

轮	位置	腺体
1. 底轮或根轮	脊椎的底部生殖腺	生殖腺
2. 生殖轮	下腹部肾上腺	肾上腺
3. 腹腔神经丛（脐轮）	上腹部胰腺	胰腺
4. 心轮	胸部中间胸腺	胸腺
5. 喉轮	喉咙甲状腺	甲状腺
6. 眉心轮	前额中心垂体	垂体
7. 顶轮	头顶松果腺	松果腺

你可能希望知道这些轮和相关的内分泌腺之间的关

联，事实上这正是理解布拉福德上校说法的关键所在。按照其所处身体部位来理解这些轮，可能是最为简单的办法。

涡旋是生命的基本形态

纵观各个时代，人类都在追求统一、安定以及完美。有一个持久永恒的图像可以展现全世界人们的这个理想，那就是圆。圆没有起点，也无所谓终点，它平等地面向各个方向。对于所有的几何形状来说，在同样的长度下，圆占据了最大的面积。从远古时代直到今天，但凡神圣、超越物质世界的力量，大都用圆来代表。

一个三维立体的圆就是球。球有着最好的稳定性与结构统一性，在既定的表面积之下，球占有了最大的体积。所有的恒星和行星都是球状的，这点绝不是偶然。

如果将四维概念纳入——就是再加上时间因素，来表现一个圆的话，有一个基本的问题，那就是我们都仅仅经历时间在一个方向上前行。因此，想象有两个左右并列的球，左边的球从九点的位置开始转动，注视这个球的上半部分。当这两个球相遇之时，将目光转到第二个圆上并开始观察其下半部分。通过这种方式，你将看到一个球是如何通过时间来形成一个循环的。

如果你观察四周，你会发现几乎所有的事物都是随着时间而循环轮转的。昼夜循环，四季交替，潮涨潮落，月圆月缺。我们身体的温度状况也是以每天为一个周期而循环的。

在过去的许多年里，研究者们观察动物数量以及股市价格等循环过程，发现它们都是起伏波动的。当面对这些起起落落之时，要记住一件重要的事情，那就是：这些都是随着时间变化而应有的自然规律。

现在，让我们更进一步，将一个球放入时间和空间的维度中。用手指在你的头上摆成圆形，同时向下移动你的手指并开始画球。你将会发现这种移动是一种螺旋形的，这种形状正展示了在时间和空间两重维度中的球。螺旋的移动正是涡旋。可能最容易被人们想起的涡旋就是龙卷风，就拿龙卷风作为例子吧，你会发现这个涡旋有着巨大的能量和力量。

　　如果你观察周围的世界，就会发现处处存在涡旋。通过慢速摄影观察种子发芽时，你会发现芽儿不是笔直地破土而出的，而是螺旋形地向上钻。像向日葵的种子以及冷杉树的枝叶都是以涡旋的形状排列的，像是凝结住的旋涡。

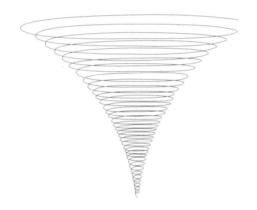

　　由高低不同的气压系统产生的天气状况也如同旋涡的形态，并且这种状态遍及整个宇宙。取一张关于飓风的卫星图片，跟一张银河系的图片做一下对比，你会发现两者非常相似。

在工业化的世界里，修造建筑以及组装机器的螺杆和螺钉也是螺旋状的。

在我们的身体中，明显地能看到螺旋纹的地方有：我们的指纹以及头发在头上生长的排列情况。当我们呼吸时，气流以许许多多微小旋涡的形式通过鼻道，当它们到达肺部的时候，就已经变得温暖、湿润并且被过滤干净，已经可以为我们的身体所用了。或许更为明显的是，在我们身体更为基础的部分，包含我们身体全套基因代码的DNA分子也是由两个相互缠绕的螺旋状结构组成的。

涡旋是我们宇宙中各个层次上的物质汇聚能量的方式。很早以前，人们就认为身体本身存在一些能量中心、旋转的旋涡，正是通过它们，身体从外界吸纳能量并且得以激活身体。通常情况下，随着我们年龄的增长，这些能量中心会变得畸形，从而导致能量的流动受阻，而五式练习则会清理掉能量中心的杂物淤积，使螺旋状的强大能量能够更好地激活我们的身体。

查尔斯·艾伯特·马克斯

如果你将身体结构分为几个区域：腹股沟、胃、心脏、喉咙、头，并且设想每个区域都受到与之相关联的轮的控制，这样你就对这个系统的运作模式有了一个简单的概念。

既然疾病是由于轮系统的功能紊乱或者功能失衡而产生的，那么咽喉疼痛就是喉咙轮的"病变"引起的，胃溃疡则是胃部的轮"病变"导致的。这就意味着喉咙部的轮或者胃部的轮的能量状况或多或少不再均衡，不是旋转得过慢就是过快了。

拥有透视能力的多拉·坤茨以及医学博士莎菲卡·卡拉古拉医生宣称，他们已经接触到200多个相关病例，能够找出其所患疾病与某个轮之间的关系。他们说在这些病例中，能够观察到某个轮的状态与"人体系统"或者意识身体中的某种疾病之间的相互关系。

根据坤茨的说法，轮的瓣若在颜色、转动节奏、运转方向、亮度、形状、弹性以及质地上出现异常状态，就说明身体状况严重不佳。这种状态将可能导致与该能量中心有关的内分泌腺出现疾病，也可能导致接收能量中心供应能量的身体部位产生病变。例如，喉轮的转动节奏、颜色、质地或者能量输送产生了问题，则可能导致喉咙发生病变。可能是咽喉肿痛，出现声音沙哑或讲话困难，也可能是咽炎、扁桃体发炎或者更为糟糕的情况。

这也验证了布拉福德上校所讲的轮的异常状态会产生疾病或衰弱的说法。同时可以得出这样的结论：这个过程反过来也成立。换言之，如果你能够使状态异常的喉轮恢复常态，能够均衡运转，那么你就改善了甲状腺以及喉咙的健康状态。

现在，如果你能够找到一种途径来平衡所有七个轮，并且使它们在最为和谐的状态下共同运作，那么生命能量将会通过七个轮畅流无阻地供应给整个身体。整个内分泌系统都将从中受益，进而使整个身体状况都会有所改善。

来自轮的"信息"

七个轮除了影响你的身体健康之外，对心理也会产生一定的影响。它们通过不同的意识状态、感受以及感知来给你的身体发送"信息"。虽然我们绝大多数人都无法看到这些轮，却可以轻松地接收到它们发来的信息。

回想一下自己一直以来的感受以及我们的描述：小腹感到不适、胃里翻江倒海、胸膛很闷、喉咙像是被堵了、头皮发麻。这都是这些能量中心通过不同的感官和意识形态来跟你讲话的例子。在听到对自己非常重要的某个人的死讯或自己患上严重疾病的消息，或者是突然受到惊吓及恐惧之时，你会感到腹股沟处像是被电流击了一下，甚至有些颤动。那是因为底轮就位于这个位置，它被刺激到了。这个中心负责处理诸如实实在在的生存、食物、营养、金钱、安全、稳定、可靠性、密度以及你的生物意义上的基本状态。

你在公共场合讲话或面对其他人尤其是权威人士时，你可能会经历那种胃里翻江倒海、惶惶不安的时刻。这是从第三个轮——腹腔神经丛发出来的能量信息。这个轮掌管的是个人的情绪表达、认同感、个人的意愿和能力方面的事情。腹腔神经丛能够影响对营养物质的消化以及对感官资料或想法的领悟。

当你觉得喉咙像是被什么堵了一样的时候，那就是第五个轮，也就是喉部中心在发送信息。你的感觉（心脏中心的）已经溢到了喉咙这个掌控着发声的中心部位，这就关系到了交流以及自我表达。

可能用这种方式来总结轮的作用是过于简单化了，但是这也帮我们理解了七个轮的能量是如何影响我们的生活的。第一个轮，也就是底轮，控制着基本的生理需求。第二个轮，位于生殖器官附近，掌管着性欲、生殖，进而涉及你的情感和人际关系状况。第三个轮是关于个人的意志和激情的。心脏中心，也就是第四个轮，是所有七个轮的调解员，它掌管的是同情心、博爱、理解以及内在和外在的平衡、自我和世界的关系。通过讲话来表达自己的事情都归喉咙中心掌管，也就是第五个轮。前额中心，也就是第六个轮，位于两眉中间，激发着对精神内在的洞察、识别、直觉以及想象。位于头顶中心的第七个轮——顶轮，是纯粹的意识、理解以及精神智力的中心。在此，如果你对上面所讲的都理解了的话，你可能就会有灵光闪现的感觉。

如上所述，轮会影响我们生活的方方面面。按照布拉福德上校的说法，通过练习五式，你能够与它们进行巧妙的互动，就会促进身体康复以及个人发展，并且会逆转衰老进程，你的基本的生命能量就会畅流无阻，从而达到最佳的身心健康状态。

"气"与生命及其理疗作用

如同五式一样，中国的医学是基于生命能量的动静原理，中国人称之为"气"。就像能量一样，气是看不见、摸不着的，却是生命的精华所在。按照中医理论，气的质量及其循环状况影响身体的每个方面。

简而言之，所谓没有气，就没有生命。一棵枯萎的树和一个声音苍老、身体虚弱的人都是元气不足的。例如，在聚会上活蹦乱跳的孩子，一定是元气很足的，而疾病缠身的人则一定是元气大伤；愤怒的人们则是气场失衡。我们也可以通过直觉来感知气的存在，当我们元气充足时我们能够觉知；当我们元气亏空时，我们也能够知晓。所幸我们出生之时，都是元气充足的。五式的精华也在于能够使你的身体获得这种元气。

遍布身体的能量经络和穴位

气的通畅，如同布拉福德上校所说的生命能量或者能量，都对健康有着本质作用。针灸疗法，早在几千年以前就已经被应用于临床了，这种疗法通过准确地标出气在人体中是如何循环的，从而确定从何处着手以及如何调理来达到减少病痛的效果。

在针灸疗法中，一个关键的概念就是，气是通过一系列脉络或一些微妙的能量通道来流通的。这些经络从头到脚、从指尖到眼睛遍布全身。在每条经络上都分布着很多点，叫作"穴位"，将毫针刺穿皮肤插入穴位来调理经络，将气或是引导，或是增强，或是减退，或是净化，来将其理顺。

在针灸治疗过程中，毫针被浅浅地扎入某些穴位中，并且存留30分钟左右。可以将针灸的经脉体系看作是一个从头到脚贯穿体内的复杂的地铁和火车系统，虽然针灸大师可能会反对这种比喻，但对于初次接触针灸疗法的人来说，这样会比较容易理解。想象你的身体是一座大城市，地下铁轨遍布城区，并且有着成百上千个车站。每个这样的"车站"就被称作"穴位"，每条"地铁线"都是为了运送气而服务的。从某种意义上说，气是在体内奔驰的"生命的火车"，它跑到哪里，就将生命的能量带到哪里。

针灸师通常选择十四条主要经络以及数百个关键穴位来调理疾病。但是绝大多数针灸师都认为实际上人体整个系统中有着更多的经络以及更多的可以进行针灸的穴位。通常讲到的穴位大约有365个，但是多数针灸师都精通至少1000个穴位。所有这些穴位都有各自的名称并且能够相应地唤起一定的能量。让我们来看看肾经上的穴位名称吧：涌泉、然谷、太溪、水泉、照海等。气在每时每刻都能通过能量系统的这些复杂脉络来进行循环。它们都与某些特定的器官以及生理系统相连。

其中，某条经络都与某个关键器官或意识身体的生理系统有关联，但是，与这些关键器官相关的这些经络系统并不一定会经过这些器官。以大肠经络为例，它经过食指指尖，从手臂往上到达肩膀，再经过颈部和面颊到达鼻子，而并没有经过大肠，但是当在这条经络的穴位上针灸时就会影响到大肠的能量。并且，当你的大肠有非常严重的问题时，你也不必一定需要治疗大肠经络，也可以通过调节对大肠经络有影响的邻近几条经络来达到治疗效果。无论怎样，这些都是通过气来产生作用的，你的意识身体将从能量的传输和运送中受益。

许多情况下，针灸师采用穴位按摩的手法来代替针法，并且常常将按摩法作为针法的辅助。哈佛大学毕业的大卫·伊森伯格医生于20世纪80年代初在北京学习针灸的时候，从一位姓朱的专家那儿见识了穴位按摩的魅力。朱用一种令人惊叹的手法来确定引起伊森伯格身体不适的穴位点，因为这些位置的气暂时性瘀滞。"通过推拿肌肉、筋腱以及骨头来重新理顺体内气的流通，从而恢复经络通畅。"伊森伯格解释道。朱通过找准穴位并且施以按压，很快便缓解了伊森伯格的身体不适，并且使其进入了一种非常舒服、高度放松的状态。伊森伯格将其描述为"全身有一种奇怪的重、胀、热的感觉"，并且能够清楚地觉察到自己身体内的每一根神经以及每一块肌肉。

伊森伯格医生在中国直接跟随医生和武师学习了这种微妙能量的秘诀。事实上，他属于首批到北京学习传统中医学的美国医学交流学生。难怪他会对一开始的所见所闻而瞠目结舌，因为这些跟西方的医疗模式大相径庭，却同样能够达到治愈的效果。通过在身体的某些部位插入毫针，身体会暂时感到轻微的疼痛和不适，将针拔掉之后，病痛就得以缓解和消除，身体将会感觉非常轻松、舒适。虽然满是怀疑，伊森伯格医生还是亲身体验了一把，结果既让他迷惑，又令他吃惊。他的反应如同大多数受过西方现代科学教育的人一样，"不知道我该不该相信气"，他向一位中国医师坦白地讲。一方面他能够看到气的功效，可是他该怎样解释它呢？他陷入了两难境地。

在伊森伯格的推动下，中国的针灸大师跟西方的医学博士们就西方的功能性模式与中国的能量学说这两个原本大相径庭的体系展开了创造性的对话。他们能够各取其长，开创一种整合的医疗新途径吗？

早在1971年，美国记者詹姆斯·莱斯顿就描述过一次他在中国接受针刺治疗的经历，这是一个令人惊骇的过程。当时他做阑尾切除手术之时，没有使用任何麻醉措施，而只是将一些毫针插在他体表的一些位置。那位中国医生向他保证，这些针的存在能够使他感觉不到手术所带来的疼痛。事实的确是这样。于是，莱斯顿刚刚回国就兴奋地宣告这件事情。通过莱斯顿，这种微妙能量的神奇和力量渐渐开始引起主流医学界的注意。

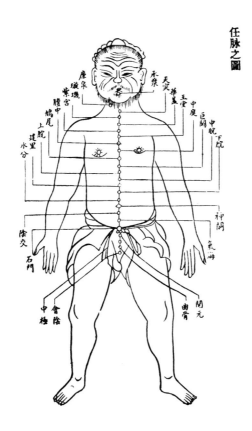

人体穴位分布图

依照经络概念绘制于中国明代（1368—1644）。

出自亨利·卢《中国针灸疗法的历史》第一卷，由温哥华东方文化学院出版（1975）。

气功的神奇力量

根据中国人的理念，你可以通过一种叫作"气功"的类似武术的练习来掌控你的气。其字面意思就是"能量练习"或者"生命能量掌控技巧"。跟五式类似，气功也是通过身体的动作来掌握和控制你的生命能量，或者说是气。并且，如同布拉福德上校所讲的五式能够治愈疾病一样，气功大师们也说气功能够减少前列腺问题，缓解风湿病，消除结肠问题，调理神经紊乱，并且能够提高记忆力。通过练习气功以及五式，不仅能够锻炼身体，还能够掌控身体祛除疾病，达到强身健体的功效。像针灸疗法一样，气功也得到了包括伊森伯格医生在内的许多西方科学家的关注和研究。

当你看到气功大师们演示的身体上的种种特异功能时，就会认为气功有它近乎神奇的一面。气功大师们经常在公共场合表演练功，这也是他们展示气的力量的一种方式。例如，在一个表演中，一个人双膝跪地，双手扶地，面前放了很高的一摞砖头，他运了几口气之后，将全身的肌肉都紧紧绷住，大吼一声，将他的头向砖头劈过去，就像拿锤子劈砖头一般，砖头瞬时便被劈成了两半，他的脑袋却安然无恙，连一点痕迹都没有留下。其基本原理就是气功大师能够非常娴熟地控制自己的气，并且可以将气运至身体的任何部位，在这个表演中，是将气运到了头部。

在另外一个表演中，一位气功大师躺在一个体育场的地板上，身上盖了两层垫子，然后将一块重454公斤的水泥板压在垫子上，水泥板上又站了12个人。当把所有的重量都移开之后，发现底下的气功大师毫发未伤，这是因为他将气运到了身体表层，形成了类似于气垫的一层，在巨大的重量之下起到了缓冲作用。另外一位大师将他的气都集中在了腹部，而将他的整个身体置于一个钢叉的尖上。还有一位大师通过运气使身体硬如钢铁，一辆吉普车从他身体上辗轧而过，却没有留下任何痕迹。

对于气功大师来说，这些都是雕虫小技。气是生命之本。"对我来说，运气就如同呼吸。"一位大师解释道，"这是我的身体的内在，也是我的一部分，就像我的胳膊或我的呼吸一样。我就像掌握呼吸一样掌握体内的气。"

气功大师不仅能够在身体内部运气，而且能够将气发出体外，就像机械推力一样。在20世纪80年代初期，上海传统中医研究所制作了一个关于气功的视频资料。他们让气功大师站在示波镜头前，按照指示，他将气通过右手手指发出，示波镜头记录了气体从体内发出之时，伴随着体内能量的阵阵波澜且还带着轻微的哗哗声。"这也证明了气是作为一种物质存在的，并且能够受到气功大师的支配而发功于体外。"伊森伯格医生在观看了这段视频资料之后这样评价。

在20世纪70年代初期，中国的研究人员在香港展示了几组气功实验。有一组里面有8位中医，他们为病人治疗时，并不直接接触病人，而是通过用意念控制气来治疗他们的病人。研究人员发现，每位中医在向他的病人发功之时，自己鼻尖上的温度就会降低一到二度，而病人的鼻尖温度则会上升同样的度数。能量从医生身上传到了病人身上，这点可以通过温度来进行考量。

据说，增加体内的气，可以让病人变得强壮，让虚弱的人充满活力。根据一位研习气功30余年的美国气功大师布鲁斯·库莫·弗兰特兹的观点，增加生命能量可以改善身体状况，使意识状态更加清楚，甚至能够获得更强的精神内在洞察力。"事实上，经常练习气功会使身体和精神状态更加年轻，从而使一个人的'黄金岁月'变成真真正正的黄金岁月，而不会出现锈迹斑斑的状态。"弗兰特兹说道。他注意到不少中国人在他们60岁过后，真正衰老之时开始练习气功或太极拳（这是另一种武术形式）。"如果有一种练习真的能够使年老的人在机体上更加年轻的话，那么年轻人或中年人练习，效果将会不可限量。"弗兰特兹补充说。

弗兰特兹的气功练习很简单，也很有效。其包括一系列使整个身体回转、伸展并且延伸脊柱的动作，据说这样能够激活气门，使气通畅。他的练习没有具体区分针对哪个轮来起作用，他练习的细节跟五式也有不同，但其回转动作类似于布拉福德讲的能够激活所有轮运转的旋转练习。进一步讲，弗兰特兹的气功练习，像五式一样，能够清楚地展示如何通过身体活动结合意念控制呼吸技巧，通过意念使身体系统直接影响气，并且能够大大改善健康状况，达到延年益寿的效果。

天天练习太极拳——练了120年

在中国，气功、太极拳同属强身健体、延年益寿的锻炼方式，它们都能够最大限度地使生命能量循环，从而改善健康、恢复活力。刘达是在20世纪50年代将太极引入美国的一位大师，他说"太极是一种缓慢流畅而又精准的锻炼体系"。像五式一样，它也是一种放松调养的练习，能够将生命能量释放到意识身体内，身体将从中受益无穷。在20世纪80年代末，刘达仍然在美国教授徒弟。

刘达的师傅李清云的故事非常传奇。刘达讲，李清云于1678年出生于中国，结过14次婚，活了250多岁，在世之时就有了11代子孙180位直系后代，于1930年去世。1927年前，一位中国的将军会见了李清云，后来这位将军描述了他的体态外貌：满面红光，双目炯炯有神，走起路来健步如飞，站立有七尺之高，还留着长长的指甲。李清云的许多门徒弟子都活了100岁以上。我们不禁要问他长寿的秘诀是什么？传说在他130岁的时候，他在山中遇见了一位年老的长者，这个人称自己500岁了，说自己长生的秘诀在于进行一套类似太极拳的练习体系，叫作"八卦"，这是包括特殊的发声、呼吸方式、饮食以及药膳的一整套系统。这位山中隐士将这些传授给了李清云，他又将这些教给了刘达等弟子。

　　李清云大师讲："我的长寿要归功于我每天练功——有规律地、精准地练习并且要心怀诚意　练了120年。"练习的最佳时刻，是晚上11点之后、早上11点之前，在此期间，他会将每个练习重复2~6次。这点类似于布拉福德上校给彼得·凯德以及他的学生的建议：每天练习，并且将五式每个体式练习21次。布拉福德说这种规律性的练习将会随着时间的推移而产生非常强大的效果。

　　我们应该怎样来对待这些传奇故事呢？似乎人类身体中有着数目庞大的能量经络，生命能量通过这些经络得以移动和交换。数年以来，许多大师通过这种传统的练习将能量流最大化地滋养全身，从而使身体更加健康、精力更加充沛。在这些传统的方式中，无论是汉族的还是藏族的，都表明长寿是一门科学，而不是命运的馈赠。无论是中国的传统练习还是布拉福德上校所讲的五式练习都是教我们将身体扭动、回转以及拉伸，这些练习都能够按压、刺激并且调理你的穴位、气门或者说是轮，都能够像泉水喷放一样释放气或能量或生命能量，而让我们活力充沛、延年益寿。

五式是如何逆转衰老过程的呢？

布拉福德上校以及成千上万的练习五式的读者都反映这项练习能够逆转衰老，至少也能够延缓衰老过程，其中的秘诀在于如何激活生命能量并且利用生命能量。但是，作为西方人来说，应该如何合理解释这些变化呢？

首先，让我们对上校所教的内容做一下总结吧。

1. 五式是基于基本生命能量或能量的原理而起效的。这种能量是无形的，但强大的生命力本身就是控制生命的关键因素。

2. 要有规律并且要以合理的顺序来练习五式，才能够激活你生命能量的巨大储备，刺激其在意识身体内部的循环，促进健康，增强活力，延年益寿。

3. 你的生命能量在体内通过七个叫作"轮"的看不见的能量中心来运动，这些轮貌似旋转的旋涡或车轮。

4. 轮通过内分泌系统的七个无管腺来对身体产生影响。生命能量通过轮的运转并且经由内分泌系统对身体起作用。

5. 当一个或多个轮出现问题之后，内分泌系统分泌的荷尔蒙就会失调或短缺，而内分泌系统的功能失调就会很快导致疾病、衰弱、变老甚至是死亡。

6. 能够健康和长寿的关键在于轮旋转的速度。在一个健康人体内，七个轮都是以统一的节奏高速运转的。提高轮的旋转速度，就能够延缓衰老过程。如果一个或多个轮的旋转受阻，速度减慢甚至是停滞的话，疾病、衰老也就随之而来了。

7. 练习五式能够使七个轮的运转速度加快，并且节奏一致，从而给内分泌系统供应纯洁的生命能量，来滋养身体的各个器官和各个功能运作过程。当这一切都发生之时，我们的身体就会达到最佳的健康状态，充满年轻活力。

鉴于对中国的气功和太极拳的简单了解，我们知道通过一定的动作练习，辅助对身体能量脉络的准确了解，能够刺激气的循环，从而使我们获得更多的能量。不管通过什么方式，只要能够促进气的循环就能够使整个身体系统获益。作为基本生命能量的气，也能够更加充足地通过你的轮和经络运转，因此就会在更大程度上激活你的内部器官和内分泌腺。

我们发现这些传统的养生之道都有肢体上的练习方式，通过练习激活乃至提升你的生命能量。如果你试着练习五式（或气功，或太极拳）这些能够针对能量中心起效的练习，你将会发现你的身体上、精神上会产生深远的变化。

让我们以腹腔神经丛轮（脐轮）为例吧，这个轮影响食物的消化，并与肝脏、胰腺、胃、胆囊以及脾相连。如果你做一些能够影响腹腔神经丛轮的练习，假以时日，就会对消化和新陈代谢以及涉及食物消化、吸收的所有器官和荷尔蒙产生影响。如果你的练习是有效的，并且练习时间足够长的话，身体该部分的能量运行就会发生重大改变。你的消化功能将会得以改善，这就意味着你能够更加高效地吸收食物，相应的需要进食的数量也可以减少；你的健康状况将得以改善，你将更有活力、更加年轻。

针对一个轮的效果是这样的，全身有七个轮，如果都分别针对七个轮进行练习的话，效果就可以增长7倍，就能够影响全身所有的器官和系统。当练习一套能够影响七个轮的体式时，你就是在从各个方面提升你的身体状态——能量循环、器官、内分泌腺以及你体内生命能量发挥作用的方式。通过练习，如果能够使体内的轮转动更快、更充分的话，更多的基础能量将会传遍你的全身，那些之前受阻或瘀滞的地方就能够被重新打开，能量的流动循环会再次变得畅通无阻。七个能量中心共同起效时，效果将会更加突出。

练习五式可以在你的身体和体内器官之间、内分泌腺和它们的激素分泌之间、轮系统以及其能量循环和生命的原本功能之间创造一种能量反馈环。在练习过程中，对身体部位的拉伸、紧绷、扭转以及折叠会通过对身体产生压力或舒展来刺激内分泌腺和七个轮。体式一（旋转）的具体功效在于能够使所有七个轮的运转速度加快。体式二对从底部到喉部的五个轮起作用。体式三能够刺激心轮和喉轮。体式四是将身体向后朝下拉伸，对所有七个轮都有作用，尤其是对头部的两个轮。体式五是主要锻炼底部、骶骨部以及头部的轮。换言之，练习五式能够使你体内所有部位的能量产生连接和交流。

练习五式，实际上是在按摩你的能量中心，也就是在间接地按摩它们所服务的内分泌腺，再通过内分泌腺惠及全身的各个器官。用不了多久，你的身体就会由内而外地得到显著调理。布拉福德上校提醒我们：练习得越规范，效果就越显著，因为五式帮助我们体内的轮恢复正常运转，所以身体对练习效果的接受能力也就越来越好。五式练习使许多人发生了显著的改变，使他们更加年轻、更加健康，并且能够活得更久，现在你还觉得这是奇迹吗？

另外，还有重要的一点需要强调。虽然我们明确了其中一个体式对某一个或某两个轮有特别的效果，但是五式整套一起练习，才会达到最佳效果。布拉福德上校本身的例子就是系统练习的结果。印度以及中国哲学都认为物质和能量、精神和物质、灵魂和身体都是天衣无缝的整体。也就是说，练习五式，随着时间的推移，它们将会对你的各个方面产生积极的影响：使你的体态更加年轻，思维更加清晰，认知能力得以提高，还能获得更多幸福感。

五式是如何对每个轮以及内分泌腺体单独起作用的？要准确说出这点来还是非常困难的。用这种方式考虑这个问题，似乎本身就是一种典型的西方式机械思维的惯病。但是无论如何，我们可以相信这种能量交换及其总体影响是可能的，并且是非常可能的。

　　强调完了这些，我们可以来看看布拉福德上校描述过的另外一个体式了。他曾解释说，这一体式也是值得尝试的，但是不必强求。这就是第六式。

第六式：储存生命精华

　　布拉福德上校讲过，五式将会使身体更加年轻、健康，更有活力。"但是，"他又补充说，"如果你想完全重获年轻的健康状态和青春的外形，那么还必须练习第六式。"

　　第六式大概是布拉福德上校所教的体式中最具挑战性的，因为它是将性能量改作更高用途。上校说，要想成为"超男"或"超女"，还要求独身或者禁欲。我们的性能量中蕴含的强大生命力若得以"留存住，并使其抵达身体上部，将对所有的能量中心都产生作用"。

　　上校已经将这个问题做了详细的解释。他并不是说要压制性欲；相反，他极力强调的是，除非你的性欲本来就非常强，否则就不要练习第六式。但是，真正的挑战在于：一旦性欲被唤醒或者高涨，不要任其发展，而是要试着将这股强大的力量导入第六式，这就是所谓的"改变性欲力量"的意思。你改变它，将它的能量释放于别处。也可以说，通过被"抵达身体上部"，性能量或生殖能量将会被转化为长寿的能量。

布拉福德上校的体式六涉及哈他瑜伽中称作"静息"或"止息"的动作。深深地呼气，将肺部的气体排空，同时收紧腹部，然后屏住呼吸保持一段时间，可以用计数来算时间。在瑜伽中，静息是高难度体式，需要非常谨慎地练习，而且是要做过准备活动之后，并且最好是在专业教练的指导下进行。可能这也是为什么布拉福德上校留到最后才教授这一体式的原因吧。从原理上讲，第六式这个与生殖能量有关的体式多少有点像风箱。它有使"原始的热量"摆脱重力的作用，使其从位于身体下部的两个轮提升至身体上部的轮中。独身是必要的，可以使这种珍贵的能量免于消耗在性上。在练习第六式的过程中，静息和深呼吸可以将存储的性能量作为一种燃料来使用。

一个正常人在他的一生中大约要射精5000次。大约就是每年80次，持续65年。这将会产生15升精液，并且每次射精都会有2亿到5亿个精子细胞。在一个人的一生中，能够产生的精子数量足以创造一万亿个生命。从能量的角度来讲，这是一个非常了不起的创造力量。想象一下，如果你将这些能量用作其他用途，那将会怎样呢？对我来说，我相信这将会使我们活得更久。"毫不夸张地说，每个人都可以创造比原子弹爆炸的能量更强的性能量积蓄。"著名的道教作家Mantak Chia曾这样写道。

这就是第六式的原理所在：如果你保持禁欲，你将会留存强大的生殖能量并使其用作其他用途，这将会最大化地达到健康活力乃至延年益寿的效果。同时，上校也知道，选择独身生活对于许多人来说并不是一个可行的选择，所以他建议大家先将第六式放一放，直到自己真正愿意接受这个挑战之时再开始练习。

相信自己能够变得更年轻，这点很重要

除了六式之外，布拉福德上校又给大家讲了一些与练习五式同等重要的建议。那就是，你必须相信你能够阻止衰老的脚步，至少能够使衰老的速度减到最慢，必须相信你的确能够做到。态度不同，一切都不同。布拉福德上校认为：如果你可以忽略年龄，保持年轻的心态，其他人也会觉得你是年轻的。

这真是一道魔法，一阵烟雾之后，镜子里的形象让自己都难以置信。布拉福德告诉他的学生，当他在西藏开始练习体式时，他就将自己当成是个年轻人，把"自己年迈体衰"的想法抛到脑后，想象自己正处在"生命的巅峰期"。他每天都往自己的精神银行里的"年轻的自己"这个账户里存储"非常强烈的愿望"。渐渐地，就如同他脑子里那个充满活力的年轻人一样，他能够看到更加年轻的自己了。周围人也会深有同感。

你一定听过这样的说法：心有多大，成就就有多大；自己才是自己的缔造者；心想事成；有志者事竟成。这些理念是不是有哄骗之嫌呢？它们反映的是现实中的基本情况吗？

然而，现代科学力图将意识和物质分开来研究，将它们视作互相独立的两种现象。东方哲学恰恰相反，它们将所有的物质都视作意识的产物。意识是首要的，物质是由意识创造出来的。物质是意识的创造和凝结。

在20世纪，量子物理学说向我们展示了东方观点中的合理的一面。科学家慢慢开始接受这个理念——一个人的认知的确对物质起作用。许多人甚至开创了"振动医疗"以及"量子康复"这样的新途径。如果意识的确能够影响物质，相应地，可以得出这个结论：你的想法可以塑造你的状态（你的身体），并且影响其表现（你的健康）。

医学博士迪帕克·超普拉将通过结合冥想的神秘内察、现代物理学以及他作为一位临床医生的实际经验来解释这种关于物质、意识的新观点。按照超普拉的观点，我们都生活在一个由意识导航的各种可能性涌动的世界里，现实世界是无限的并且是不断进化的。一切皆有可能。

即便是在电子层面，这种观点也是对的。过去我们一直认为一个电子就像围绕原子核转动的一颗小行星一样，它一直在其轨迹上运动，我们可以随时观察它。但是当今的唯物论者（物理学家）却认为只有当我们观察到它时，这颗原子才存在。他们说，实际上，原子无所存在，又无处不在。对原子的定义来自我们对它的观察。换言之，被感知，即存在。再次强调一下，布拉福德能够成功地获得更加年轻的身体状态，也是他自己认为自己可以如此。

有一个叫作"安慰剂效应"的现象，非常生动地表明了你的期望和信念能够直接影响你的身体状况。所谓安慰剂就是给病人服用的糖片，对病人称这是治病良药。服用安慰剂的病人中，大约有1/3的人的病情得到了改善，就如同服用了真正的药物一样。大概这就是病人的意愿以及他们对康复的期望使他们的病状真正得到了改善吧。

来自洛杉矶的精神治疗医师伊夫林·赛尔沃斯博士的研究显示了安慰剂的效果是多么强大。她告诉患有慢性疼痛的病人其身体里藏有"内部药剂"。通过劝说以及想象引导，她鼓励病人在自身内部生产"止痛剂"，让大家想象他们的体内产生了大量的内啡肽（身体内的自然止痛剂），他们可以通过意念将这些注入血液中。效果非常显著，采用这种方法，许多病人的慢性疼痛都得到了缓解或减轻，也戒掉了对止痛片的依赖。后来，赛尔沃斯博士又采用了一个类似的方法去帮助那些依赖毒品4～40年的人来戒掉毒瘾。

"我发现这是一个关于认知可以治疗身体的极好的例证，"超普拉医生说道，"一旦出现一个似是而非的工具，意识就允许自己打破原先的疆界。"大脑本身就是中立的，它自己没有立场。它就是一个"有着无限潜能并且兢兢业业的仆人"，可以接受任何沉溺，也可以拒绝一切沉溺。"沉溺"一词，超普拉也用来指代能够阻止衰老和身体状况下滑的坚定信念。

按照超普拉的观点，自己才是至高无上的主宰者。如果我们相信长寿是可能的，我们就必定能够做到。他的理论，帮助解释了布拉福德上校为什么一直强调愿望、态度以及信念对那些希望延年益寿的人们的重要性。

科学家对生命能量的研究

我在布拉福德上校找到的五式中，发现能量及其作用是核心。这种被称作"轮"或"气"的难以捉摸，但是强大的能量流能够被科学家看见、被测量乃至被量化吗？难道真如中医针灸大师所讲的那样，能量的确在健康、疾病以及康复过程中起着至关重要的作用？东方的这种医学观点在当今有没有科学证据来加以证明？尽管这种观点受到了相当多的医生和科学家的抵制，他们用物质的观点和各种事实来与这个观点划清界限，但答案是肯定的。

或许20世纪80年代，高科技医疗影像设备的问世为我们打开了这扇看不见的能量世界的大门，这种仪器可以记录体内每个器官周围的电磁能量场，也能够测出整个身体周围的能量场。现在，科学家们已经获得精密测出的关于这些电磁场的图片了。

如今，诸如核磁共振影像（MRI）以及其他设备为医生们提供了能够用计算机处理的认知系统，来获取大脑以及其他器官的影像资料。现在核磁共振影像已经作为一个非常重要的诊断工具被许多国家的医院和实验室广泛应用。

然后，出现了瑞典卡罗林斯卡研究院的放射学家本杰恩·诺顿斯道姆博士打破传统的研究。诺顿斯道姆主张身体内存在一个电流循环系统，电流活动可能正是康复过程的基础。他的研究显示体内流淌的电流如果加强的话，可能会阻止癌细胞的生长。诺顿斯道姆进一步认为，身体的电流系统对人体的重要性不亚于血液循环。

最近，针灸领域的新进展打破了寻求证明这一无形能量的传统。针灸师润哈德·沃尔发明了一个叫作"德莫超恩"的仪器以及一项被称作"电针针灸"的技术。这位医生利用一台电脑来控制身体中每个穴位的电流值。电脑显示了在治疗之前的数值以及治疗过程中的变化情况，以此来引导医生治疗。

一位日本医生山本茨郎发明了一种叫作"AMI"的机器（这是一种测量经络的功能以及其对应的内部器官的仪器），也是用于测量位于皮层的穴位。AMI具有28个电极，医生将它们附到人的穴位上，通常是手指和脚趾的穴位，通过一台电脑来搜集AMI接收到的数据。通过这种方式，山本茨郎发现某些经络的电流不平衡与其相关器官的潜在病变之间存在着很强的关联性。"通过2000多个人的实例验证，发现这种测自皮层的数值反映了经络里面气能量的状态。"山本茨郎写道。

山本茨郎还发明了一个能够检测身体发出能量的细微变化以及不同的轮所对应不同的身体区域的仪器。他推论道，因为所有的轮都与中枢神经系统以及对应的器官相连，由于人的活动以及想法的变化而引起的电磁状态的变化，应该能够被这台仪器所测得。根据检测数据，他得出了令人吃惊的结论："能量中心的气能够压制或创造身体层面的能量。"也就是说，能量中心的气能够直接影响我们身体器官的质量和健康状况，并且山本茨郎有充足的科学证据来证明这点。

山本茨郎、沃尔以及诺顿斯道姆仅仅是当今研究人类能量场领域的几位科学家和研究员，他们验证了能量场的解剖学定位、能量通道以及它们与健康、疾病、康复、衰老之间的关系。这些成果告诉我们该如何与这些能量的领地互动以获得更好的状态，也将会证明并且深化布拉福德上校的观点，当然也会帮助我们对五式产生兴趣并且对生物化学以及体内能量构造获得更深刻的理解，从而寻求长寿的可能。正如布拉福德上校所做的，而如今又有了更为科学的理解，我们可以得出这样的结论，那就是：青春之源一直就在我们自己身上。

在这个过程中，如果我们一直坚持必须通过科学来论证布拉福德所讲的每件事情的话，恐怕我们会失望的。当今科学还没有充足的工具和充分的理论来做到这点。当然，我们也无须对《秘源①》全盘接受。正如我们所知道的，布拉福德上校并不是唯一一个称自己获得长寿的人。如果布拉福德上校还在的话，他会这么说："如果你愿意的话，就去探索关于能量的秘密吧，但是无论如何，一定要练习五式，它的效果你自然会看得到。"

如果你熟悉瑜伽，你会发现五式与瑜伽在很多地方都很相似。许多年以来，瑜伽和五式之间联系的问题被人们一遍遍问起。在下一章中，我们将探讨一下它们之间的重要关系。关于如何最有效地练习五式这个问题也曾被多次问及，我们也将在下一章中回答这些问题，并且就体式练习本身做详细的探讨。

第 5 章

五式与瑜伽：保持健康、延年益寿的练习方式

杰夫·米格度医学博士向劳拉·德克赛的讲述

杰夫·米格度，医学博士，在位于芝加哥的伊利诺斯大学接受了医学教育，并在乔治·华盛顿大学医院（位于华盛顿D.C.）实习过。1983年以来，他一直致力于综合行医，尤其关注医学整体的研究。他就读大学期间，从书中读到瑜伽对身体健康有益，就开始了瑜伽练习。他所从事的医学研究证明了西方的科学事实与瑜伽的基本原理之间存在着明显的相关关系，证明了瑜伽对身体的功效，并可以通过生物学知识来解释。同时，他注意到这项练习的确对自身健康状况有着非常积极的影响，并且增强了自己的毅力。

《秘源①》中讲到的藏地五式可以被描述为对哈他瑜伽中体式的改进。对我来说，我很清楚这两者是出自同宗的。五式和哈他瑜伽都是基于对人体结构以及人体运转的类似理解之上的。

瑜伽是一门古老的科学，而不是宗教，它是一种能够达到身体、心灵与精神和谐统一的练习方式。"瑜伽"这个词本来的含义就是"联结""结合"或"和谐"的意思。西方人往往将这个词作为一个整体来表述这个概念。瑜伽的体式练习可以协调身体、唤醒身心、安抚情绪、净化心灵，单是通过体式练习就可以达到这些目的。尽管如此，但冥想才被认为是练习的真正终极手段。

冥想是能够使心灵内在达到平和、安宁并且清净状态的一种练习。无论你将这个归于什么信仰体系，反正它能够在另一个层面上扩展并且增强对真实存在的感知力。无论你将其归为祈祷、沉思还是意识层面的探求，冥想都是让你能够深沉而又安静地观察意识存在的一种方式。我将存在视作对自身内在以及周围状况的强烈感知。对我而言，每天练习瑜伽和冥想让我的注意力更加集中，让我感到精力充沛、充满活力，使我能够面对生活中的一切。

瑜伽练习的目的在于达到身体上的放松和精神上的安宁，从而使我们进入更高质量的生命状态。这种练习使人的身、心、灵达到一种"联结"，从而使它们能够互相协作，并保持和谐一致。如果在练习瑜伽的过程中能够达到一种冥想的境界，那么这些效果将会更加显著。

通过练习瑜伽，也能够达到练习冥想所需要的体力和耐力。能量/气息是印度瑜伽士使用的一个称呼，它包含能量和精神双重意思。这两者已经交融到了一起，不可分开。在希腊语中，也存在这样的一个词：Pneuma，它是指呼吸，同时也有精神的意思。试想，冥想单就其形式来说，需要静静地端坐相当长的一段时间，而现代社会的绝大多数人都太过焦虑、太过拘谨，并且在繁忙的日程中很难静静地坐下来且保持一段时间。瑜伽练习为冥想的姿势做了准备，使身体能够盘腿端坐并且保持颈椎直立、笔挺。在宗教书卷中，菩提祖师自己曾经讲过："一个人若没有健康的身体，是无法感知福佑的。"

最近，现代科学开始认识并验证瑜伽、冥想以及像五式这种类似瑜伽的练习对身体和心理的益处。

在《印度医学研究》期刊上发表的一篇研究报道显

示，每天练习瑜伽体式持续6个月之后，出现心率减慢、血压下降、体重减轻、肺活量增大、呼吸频率下降，焦虑状况也大为减少。一项后续研究发现经常练习瑜伽可以减少身体上的压力，降低胆固醇水平并且平衡血糖水平，也能够增加α脑电波（这与放松有关），从而使身体的整体状态有所改善。

许多其他研究也证明了类似的结果。田纳西大学的索普博士发现瑜伽练习者很少反映有焦虑和紧张的感觉。他经过调查，发现许多人的失眠、疲劳、头痛、身体疼痛、脊柱扭曲、头晕、关节僵直以及皮肤问题等都得到了缓解。瑜伽对有体重问题的人们也是有帮助的，并且，许多人发现，练习瑜伽之后减少了对烟酒的摄入需求。除此之外，人们还能够从练习中享受宁静、轻松和愉悦，人际关系也会得到改善，并且人们在做事过程中能够更好地集中注意力。

在另一个实验中，来自加拿大艾伯塔大学的达纳若博士通过对比练习瑜伽6周的一组人员和进行常规锻炼6周的另一组人，发现练习瑜伽的一组人在细胞代谢、氧气消耗量以及肺活量、心率、甲状腺功能、血红蛋白值以及血红细胞数量乃至整个身体的灵活程度方面都有明显的优势。

从印度到中国西藏：瑜伽和五式的历史渊源

许多学者认为，大约在公元11世纪或12世纪的时候，一位佛教高僧将瑜伽从印度传进了中国西藏。在我看来，无论在古代还是在现代，生活在西藏的人们都非常重视精神生活，从不将其与物质生活剥离开。他们相信神灵的存在，并相信能够通过自身的修行来感知神灵。他们通过身体上的练习，来帮助他们的肉体与精神乃至与灵魂获得联结和统一。我认为正是藏族僧侣们在日复一日的练习过程中，集中那些最为有效的瑜伽练习体式，然后渐渐演变成了五式练习体系。他们生活在山脉连绵的环境中，可能这正是他们特别注重活力和力量的原因吧。

五式这种古老的练习方式对我们来说至今还是个秘密，这是不太寻常的。与之相反，在过去50年里，各种瑜伽的练习已经被编排并在西方广泛传播，冥想的方法以及体式的练习原理都是古来有之的，但练习方式却是经过调整的，是适应现代社会的。按照传统，这些体式和练习方法都是由老师向学生口耳相授，并且被不断地修正和创造。但是我相信五式所包含的体式以及练习顺序已经存在几个世纪之久了，因此，我认为应该按照其原有要求来练习，不要对其体式或练习顺序做任何改动，这一点非常重要。从医学角度以及练习瑜伽和五式的亲身体验来讲，我认为这种练习顺序是有道理的，人们也发现按照原有的方式进行练习是非常高效的。

身体结构图：能量流动的总规则

按照瑜伽和五式的理论体系，人体内有一定数量的能量中心，在瑜伽中被称作"轮"，而藏族僧人将它们称作"涡旋"。通过一些特殊的动作能够激活和"打开"这些能量中心。

按照瑜伽的理论，轮并不是真实存在于机体内的，而它们组成了能量身体，能量身体是围绕在你机体周围的一个能量场。它们与体内的某些具体的点相对应，而生命能量流正是从这些点流进了神经系统。

练习瑜伽并懂瑜伽的人相信我们不仅能够在体内生成能量，还能够从体外吸纳能量。在其他的文化以及康复理念中也存在着类似的观点：在中国传统医学中把这个叫作

"精华"以及微妙的能量"气"。在《秘源①》中，布拉福德上校用了一个印度词语"核心生命能量"来表示这种能量（关于"轮"的详情见第4章）。

在西方人的观点中，初次接触这些看不见的轮以及微妙的能量会感到不可思议。但是，这会比相信电视荧屏更奇怪吗？在屋子外面竖起一根卫星天线可以用来捕捉同样是肉眼看不到的电磁波，我们看不到这些电磁波是如何在空气中存在的，但我们知道它们确实存在，通过整个系统的互相配合，这些电磁波就能够被转化成生动的画面和声音跃然于电视屏幕上。

同样地，轮也像卫星天线一样"捕捉"所需的能量。事实上，根据彼得·凯德的记叙，藏族僧人们告诉上校涡轮代表强有力的电磁场，当它们处于平衡状态或是运转速度正常的话，核心生命能量流就能够在我们的身体里面畅通无阻。

实际上，科学已经证实了这些古老的理论体系是有生物学事实依据的。现在我们知道，神经束存在于每个轮的位置上，是交感神经系统的组成部分，它们能够帮助加强和激活我们的器官和腺体。例如，正是这种激活系统吩咐心脏去跳动，告诉肺部要扩张和收缩。

健康生活方式的两种途径

瑜伽练习和五式练习，两者之间有很多共同点，但也有差异。在我看来，五式是一个更加简单、更具有操作性的可以每天练习的方式，并且也能收到像练习瑜伽一样的效果。比起传统瑜伽较为复杂的体式练习来说，五式练习则更容易被掌握，可以自己单独练习。五式练习之所以能够吸引人，是因为它的动作会有很多次重复，这与我们的常规锻炼方式颇为相似，并且它们占用的时间更短，更易于练习。

尽管如此，我们还是应该明白，五式和瑜伽是互相不可替代的。我不想说它们谁比谁更好。它们相互关联又有所不同，因此可以相互作为补充。

许多人可能会发现五式比瑜伽更难练习，尤其是刚开始的时候。五式练习非常具有挑战性，要想将它们练习到位，你需要一定的肌肉强度以及较好的身体灵活水平和平衡能力。可以有一种更好的途径来练习：开始之前先用基础瑜伽动作来热身，大约20秒就足够了，然后再进行相对较难的体式练习。

身体的感受：

练习瑜伽和五式，你的身体分别有什么感受呢？

瑜伽和五式，无论是单独练习还是一起练习，只要经常练习并且形成规律，就会对身体产生非常明显的调理效果。这从医学角度来讲，是很容易理解的。

身体内循环：健康的关键所在

这些练习能够直接并且有效地影响内循环系统，而改善循环系统能够加速身体恢复的过程，增强免疫系统的功能。以更少的心跳次数就能够带来更多的血液，也就缓解了心脏的压力。血液循环得到改善，进而使体内的每一个细胞都能够吸收更多的氧气以及营养，代谢的废物也能够被更有效地排出体外。

恢复活力，从细胞到细胞逐个恢复

氧气、糖分以及营养物质是细胞生成能量所需要的燃料，这些燃料通过血液被带进细胞内。细胞在产生能量的同时也放出二氧化碳，而二氧化碳这种废物是需要被排出的，这就是细胞层面的呼吸和消化过程，正如我们呼吸是吸进氧气，呼出二氧化碳，我们通过进食会吸收所需养分而排出身体不需要的废物。

若将你体内的每个细胞视作一个微型工厂，如果这个工厂的运作状况能够更好，也就是说血液流动更加通畅的话，就意味着厂内随时都有充足的燃料和"备用燃料"，所以能量产品就会更加充足。血液还扮演着一个传送带的角色，随着血液循环状况的改善，血液会更加高效地带走废物和杂质。

在我看来，这就是为什么会出现许多人认为的"奇迹"般的变化，正是细胞代谢加速使白发变黑、头发变浓、感觉更好并且皮肤更加细腻光滑、更显年轻。

放松：通往健康的必经之路

要知道在任何形式的运动中，身体放松都是至关重要的，无论是有氧运动或无氧运动、瑜伽还是五式。普通锻炼以及像五式这样类似瑜伽的练习方式都会产生肌肉紧张，因为在这些活动中，身心都要参与。当肌肉紧张之时，就会给你的肌肉带来更多的血液，也就减少了流向关键器官的血液量。这就会增加受伤、高血压以及焦虑的风险，并且增加心脏的负担。因此，在运动之前都必须先进行热身活动，并且在运动之后进行放松以将肌肉的紧张程度减到最低。

练习前后以及练习过程中的放松，都能使肌肉松弛，从而增加重要器官的血液供给，因此，确保在练习五式前后给自己充足的时间来放松身体，这样身、心、灵从锻炼中收到的效果才不会因为身体的过度紧张而受到不良影响。放松能使练习五式的效果得到极大的提高！

如果你喜欢有氧运动和（或）无氧运动，那么在你的常规锻炼之外，我推荐你练习五式或瑜伽。如果没有其他的运动习惯，也可以单独来练习五式和瑜伽，你将会从中受益。

针对全身起效

绝大多数西式常规锻炼方式都仅仅会对身体的某些部位起作用，而一套瑜伽动作或五式练习则会影响全身的每个部位、能量中心、器官以及系统。例如，有些体式可以使身体暂时摆脱重力作用，这将会刺激成骨细胞的生长。通过对70多岁女性的研究发现，散步也是一项有一定对抗重力作用的运动，仅仅是每周4次、每次20分钟的散步就能够减缓骨质疏松症，使该症状达到近乎停止的水平。然而，瑜伽和（或）五式练习是让身体处于一遍遍的对抗重力的活动中，想象一下，该会有怎样的效果呢？

瑜伽和五式能够系统地调理身体，其另一种方式就是按摩内脏器官。在练习体式二、体式四以及体式五时，通过对身体的按压、弓起以及放平，会刺激消化系统的各个器官释放出淤积的毒素和陈旧的血液，并带给体内更多的新鲜血液，从而将这些废物冲刷干净，这也会反过来优化消化系统和排泄系统的状况。体式三和体式五对肺部有着相似的效果，都能够使与胸部呼吸系统和横膈膜相关的肌肉得到净化，让它们保持更佳的状态，从而使呼吸越来越深、越来越畅快，即便是在不进行练习的时候也能够保持如此，这大概就是为什么练习五式的人整天都能够保持较好状态的部分原因所在吧。

五 式

在你开始练习五式之前，有几件重要的事项需要你先了解一下：

1. 在练习的第一周，每天将五个体式分别练习3次。在以后的10周里，每周将每个体式增加2次练习。在第9周结束之时，你就可以将每个体式练习到21次了。如果你想慢慢地增加练习次数，这也是可以的。最好是在早晨进行练习，这样全天都能够从中获益。如果你愿意的话，可以早晚都进行练习，但是总共做21次就足够了。

2. 要按照指导要求来练习五式，任何的改变都会影响效果。即使你的身体状况非常好，并且有能力做更多的次数，练习规定的次数也就足够了，无须增加。如果你想增加难度，可以加快练习的速度或者在你的日程中安排一些其他形式的练习或锻炼。五式的主要功效是通过身体动作练习使体内能量中心的运转加快并且协调运作而达到的。

3. 你的生活中总会不可避免地出现一些日子无法进行

整套的练习，有时候是因为生病，有时候仅仅是因为忙。那就将每一个体式练习3次吧，这仅需要花费两分钟，总比一次也不做要好得多。

4. 对于身体来说，任何新的锻炼形式都需要慎重进行。练习五式会促使身体产生很多变化。最初，由于五式能够促进循环代谢，使身体有一个明显的排毒效果，这也是为什么强调循序渐进的原因。刚刚开始练习之时，你可能会注意到尿液的颜色变深了，并且伴有强烈的气味，在排尿时，也会感到有点不畅且有点灼热；女性可能会出现一定程度的阴道感染；并且可能会发现你的汗味有点难闻，或者皮肤上出现轻微的皮疹；上呼吸道也可能出现轻微的炎症或者关节会略有不适。所有这些症状都是正常的、临时的，甚至是必须如此的。这些症状表明你的身体正在进行大扫除，器官、关节以及黏膜上的毒素和脏物正在被排出体外。这些症状都无须进行医治，因为这并不是健康出了问题，不过也可以就此向你的医生进行咨询。

如果这些症状的确是排毒过程引起的，通常这个过程会持续大约一周的时间。不要试图用药物来缓解，排毒正是获得畅快、轻松感觉的关键所在。如果你无法忍受这种反应的话，那就试着减少每个体式的练习次数或者在练习之时放慢速度。另外，比平常喝更多的水也能够帮助冲洗这些系统。

对饮食习惯做些调整也会是有益的。减少每日膳食中的牛肉、猪肉、脂肪、糖、面包、咖啡以及其他含有咖啡因的食品。如果你有抽烟的习惯，最好能够戒掉一半。实际上，练习五式是一种帮你彻底戒烟的好办法。在很短的时间内，你将开始感觉精力充沛，并且更加健康。你的眼睛将更加明亮，皮肤会更有光泽，肢体也将会更加灵活有力。

准备活动：热身运动、拉伸练习以及强化训练

我选取了一套瑜伽式的练习动作来作为五式练习前的热身，通过热身能够使五式练习收到更好的效果。这些热身练习动作分别与某个体式相对应，如果你对练习某个体式有困难，这些热身活动可以帮你加强身体练习所需的力量和灵活性。这些拉伸运动在一天的任何时间内都可以

做，如果你不便于练习五式其中的一式或几式，那么可以用这些相应的热身练习来替代，其中，有些就是瑜伽的体式，其他的是由我或者其他瑜伽老师根据瑜伽的原理创造的。整个热身过程需要8～10分钟。

这些热身活动、拉伸以及强化活动都可以帮助消除身体过分的紧张，从而保护身体免于受伤，并帮助将意识集中于身体之上。这些都能够帮你更容易、更有效地练习体式，并减少拉伤的风险。这些动作都很柔和、很安全，无论年龄和身体条件如何，对绝大多数人来说都不难做，它们就是为了放松身体。

我建议你按照下面的顺序来做这些拉伸和热身活动，作为练习五式的最佳预备活动。以下的动作，你可以选择全部练习，也可以选择你认为需要的动作，但是不要跳过这个步骤。记得在练习五式之前一定要先进行热身。（在开始进行每项热身活动之前，你可能想要快速浏览图解说明，从而对这些活动的顺序有一个提前的了解。）

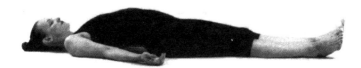

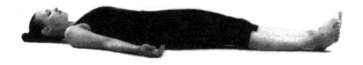

腹式呼吸状态下的身体

* 全身放松，背部着地，平躺在地板上，双臂贴于身体两侧，掌心向上。缓慢而深长地吸气、呼气数次。
* 保持双肩和臀部贴于地面不动，吸气时使腹部微微隆起，腰背部稍稍离开地面。
* 然后，呼气时放松腹部肌肉，背部回落，完全着地。
* 练习的过程中，用意识观照自己的身体。让意识拜访身体的每一个部分，从头部开始慢慢移向身体下部，意识每到一个部位，就在该部位停留一会儿。
* 每次吸气时，感受到紧张，并且体会你的意识停留部位的感觉。
* 每次呼气时，放松所有的紧张感，并彻底放松意识观照的部位。
* 重复练习，大约持续两分钟。

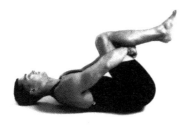

脊柱摇摆

脊柱摇摆能够放松背部的紧张和压力。

* 平躺，将膝盖弯曲贴于胸前，双手在膝盖底下交握。
* 将下巴贴向胸部，使脊柱弯曲，身体整个向后摆动，使肩部着地，然后向前滚动身体，使尾骨着地。

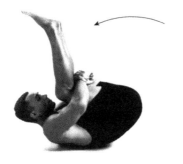

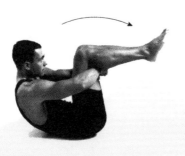

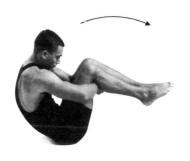

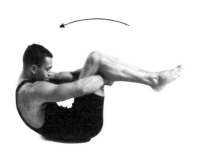

* 保持正常的呼吸，继续前后摆动身体数次。
* 在做以上的练习之外，或者是作为上述练习的替代，你可以练习以下动作：
* 当弯曲双膝贴向胸部的时候，慢慢地将双腿向两侧来回摆动数次。
* 保持正常的呼吸，然后平躺在地板上。
* 将这个摆动练习持续15～20秒。

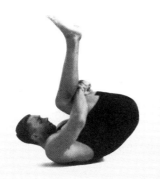

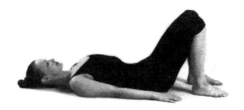

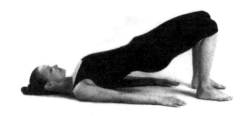

桥式热身

桥式热身为体式四的练习做了力量上的准备，并且，在必要的情况下，也可以将其代替体式四来练习。它可以缓解下背部和骨盆的紧张。

* 背部着地，平躺在地板上，双臂放于身体两侧，掌心向下，弯曲膝盖，双脚撑地，将双脚放在靠近臀部的地面。

* 吸气时慢慢挤压骨盆将其抬离地面。

* 呼气时慢慢放松，并将整个背部和臀部放回原来的位置。

* 重复练习10次。

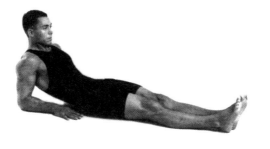

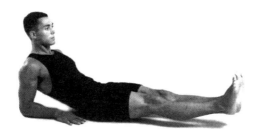

腹部加强式

腹部加强式练习为体式二做了准备，并且，在必要的情况下，也可以替代体式二的练习。

* 双腿伸直贴于地面上，头部和肩部抬离地面，双臂呈90度弯曲，双肘撑地，小臂贴于地面，手掌朝下。

* 吸气时将双腿抬离地面约15厘米的高度。尽量保持双腿伸直，如果能够做到的话，将双腿抬高并保持10～20秒。在举腿时保持正常的呼吸状态。让眼睛注视脚趾。

* 呼气时慢慢将双腿有控制地放回原来的位置。

* 重复练习3～5次，此练习可以增强腹部肌肉。

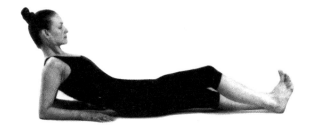

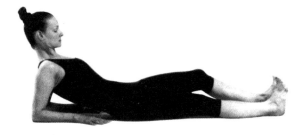

腿部交错练习

腿部交错练习可放松腿部的紧张和压力，调理大腿部肌肉。

* 开始的姿势跟腹部加强练习一样。

* 将双膝交替弯曲，弯曲一条腿的同时，将另一条腿平贴于地面上，
  有节奏地交替进行。两脚脚跟始终不要离开地面。

* 保持正常的呼吸，双眼注视腿部。

* 该练习持续15～20秒。

桌子式、犬式、猫式

这个练习可以放松背部和臀部的压力，并且可调理以上部位。

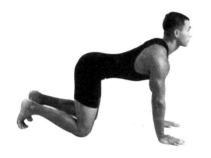

* 双膝双手撑地，手臂和大腿分别垂直于地面，脚尖点地，这个动作通常被称为"桌子式"。

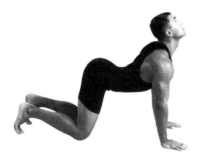

* 吸气时将背部塌陷下去，同时抬起下颌，且将骨盆内旋，尾骨上翘。这是犬式。

* 呼气时将背部向上弓起。同时收起下巴使其贴近胸部，并且收紧骨盆，使尾骨朝下。这是猫式。

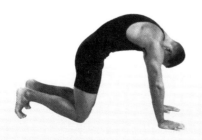

* 重复练习3次。

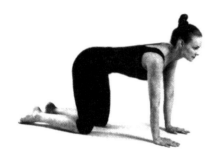

婴儿式伸展

* 起始姿势为桌子式，但是将脚背贴地。
* 双膝双手保持不动，将臀部向后贴到脚后跟上。
* 呼气时将下巴贴向胸部。
* 随着吸气将双手尽力向前伸展，一直保持掌心朝下。将这个姿势保持15秒钟，同时缓慢而深长地呼吸。
* 放松并回到开始的体位。仅练习1次。

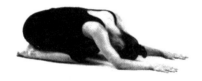

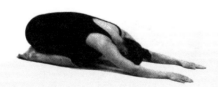

下犬式

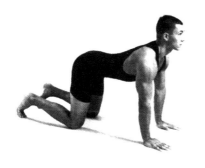

下犬式是为体式五的练习做准备的，在必要的情况下，还可以用其代替第五式的练习。

* 以桌子式为起始姿势。
* 将双膝伸直离开地面，使臀部高高抬起，双腿绷直，将身体形成像体式五一样的倒"V"形。保持双膝伸直，背部和双臂在一个平面上。将这个姿势保持15秒钟，保持缓慢而深长的呼吸。
* 随着呼气将身体还原回桌子式。
* 仅练习1次。

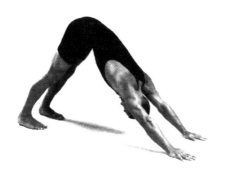

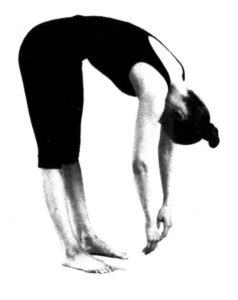

布偶式

* 先放松地站立，然后弯腰，使双臂垂向脚趾。
* 在这个姿势中，让你的颈部、头部、双臂都处于完全放松的状态。你会感觉轻松和舒适。双腿可以笔挺，也可以微微曲膝。
* 保持这个体位15～20秒，然后慢慢恢复站立姿势。
* 仅练习1次。

直升机式

直升机式可以放松你的上背部、肩膀、颈部，并且帮助预防颈部和肩部扭伤。是练习体式一的很好的准备动作，在必要的情况下，可以替代体式一的练习。

* 保持站立姿势，双脚分开大约30厘米的距离，牢牢地扎在地面之上。保持眼睛睁开。

* 双臂侧平展，掌心向下。

* 以身体躯干为轴，有节奏地左右转动双臂，保持双臂放松、脊柱放松。

* 将手臂向右侧转动时，可以将左手拍在右肩上，此时位于身体后侧的右手扶在后腰上。

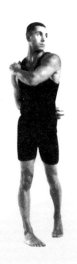
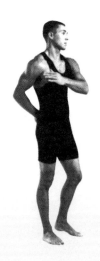

* 当向反方向转动时，可以将右手拍在左肩上，同时将体后的左手扶于后腰上。
* 转动的过程中，使身体和腿部随之运动。转向左侧时，可以将右膝微微抬起；转向右侧时，可以将左膝稍稍抬高。但要保持双脚位置不动。
* 转向右侧时，将头部向左侧转动；转向左侧时，将头部向右侧转动。
* 随着身体的扭转，保持呼吸的节奏。
* 重复练习20次。

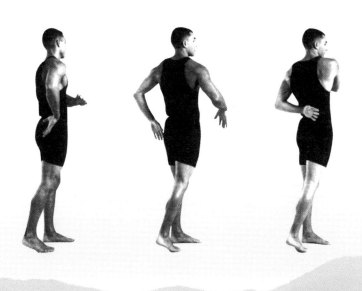

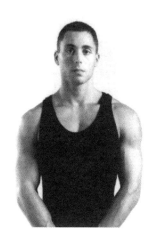

头部绕环

头部绕环打开了你的喉部、颈部、上背部以及肩部区域。这个动作能够保护肩部免于拉伤。

* 以一个放松的姿势站立。深深地呼吸。

* 慢慢地呼气，并轻轻地将头部倒向右肩，保持5秒钟。

* 吸气时将头部回正。

* 呼气时，轻轻地低下头，将下巴贴向前胸。保持5秒。

* 吸气时将头部回正。

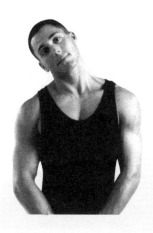

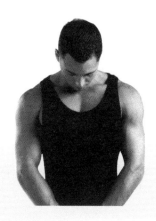

* 呼气时，轻轻地将头部倒向左肩，保持5秒。

* 吸气时，将头部回正。

* 呼气时，将头部轻轻地后仰，并保持5秒。

* 吸气时，将头部回正。

* 仅练习1次。

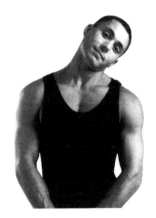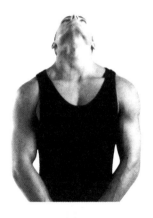

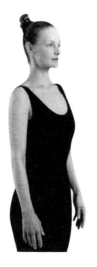

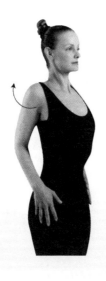

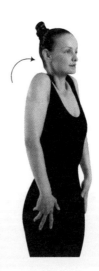

肩部绕环

肩部绕环可以缓解和放松肩部、上背部周围的紧张和疲劳，保护肩部免于受伤。

* 呈站立姿势，身体放松，将手臂放松地置于身体两侧。保持正常的呼吸。

* 慢慢地绕动或旋转你的双肩，向前绕动5圈。

* 然后，反方向绕动，慢慢地向后绕动5圈。

* 最后，做几个深呼吸，像叹息一样深深地吐气。

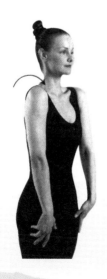
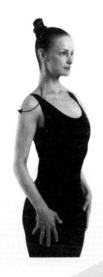

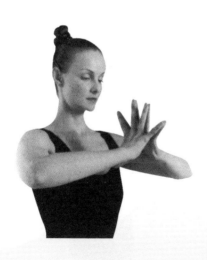

蛛网式推掌练习

蛛网式推掌能够强韧你的手腕并保护手腕免于被拉伤。这个练习能增强手腕的力量，从而对体式四和体式五的练习有所帮助。

* 笔直站立，将双臂在体前平举，双肘弯曲，双手在胸前相合，前臂大体上与地面保持平行。

* 十指张开，两掌掌心相对，两手指尖分别相触。

* 双手用力向中间按压，直到双手的间隙达到最低程度，此时你的指关节会有微微的弧度，但两手手掌并没有接触。

* 放松，然后再次重复这个动作。

* 缓慢地练习10次，保持眼睛睁开，注视双手。

* 均匀地呼吸。

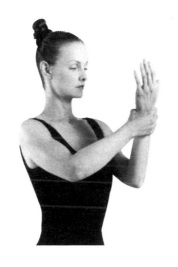

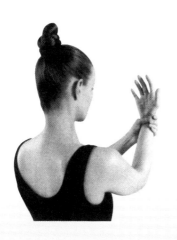

腕部按压

这个动作能够强化腕部，保护腕部免于被拉伤，防止腕部出现腕管综合征，从而为体式四和体式五的练习做好准备。

* 以一个放松的姿势站立，将左前臂上举胸前，左手掌心朝向面部。保持正常呼吸。
* 将右手抓住左手手腕，用右手拇指按住左手手腕内侧。
* 轻轻地，但是稳固地按压10次。
* 用左手掌抓右手腕并重复这个动作。

165

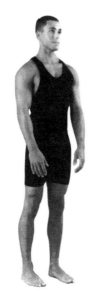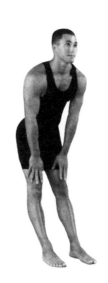

臀部加强式练习

这个动作是为练习体式三做准备的，并且，在必要的情况下，可以替代体式三的练习。

* 背对墙面站立。双脚分开15厘米，脚后跟离墙30～45厘米。

* 保持双脚不动，微微弯曲臀部，直到臀部触到墙面为止。

* 吸气，然后，呼气时将身体向下滑动，随之弯曲膝盖，保持臀部一直与墙面相触。继续向下滑动，直到大腿到达水平的位置，就如同你端坐在一把看不见的椅子上。

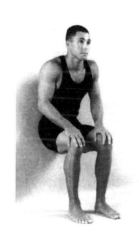
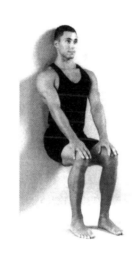

* 将背部贴到墙上，这样你的脊柱从上到下都能够与墙面相触。深深地呼吸。
* 将这个姿势保持尽量长的时间，大约持续15秒钟。如果你的姿势是正确的，你的大腿会有些发颤。
* 呼气时将身体向上滑动。做几个深呼吸之后，再进行重复练习2~3次。
* 做完这些热身练习之后，先休息一两分钟来放松你的身体，然后再开始五式的练习。

以热身练习替代五式

如果存在一些特殊情况使你无法练习五式中的某个体式，或者你的康复医生建议你不要练习某个体式，那么你可以按照以下推荐的热身练习来替代相应的五式练习。

*体式一可以用直升机式替代。

*体式二可以用腹部加强式替代。

*体式三可以用臀部加强式替代。

*体式四可以用桥式热身练习替代。

*体式五可以用下犬式替代。

循序渐进地进行五式练习

不论年龄几何、身体状况怎样，加以充足的时间、一定的耐心和努力，绝大多数人都能够很好地掌握五式练习，并从中收到应有的效果。并不是所有人在刚开始就能够将五式的每个动作做出来，并且能够做好。如果你无法练习其中的某个体式，那就先练习你能够做到的体式，随着练习的进步，再进行该体式练习或其替代练习。

有时候，你可能正处于伤病医疗阶段，以至于一些体式无法练习。对此我归纳了一个简短的列表附在了每个体式的说明后面。如果你符合其中的某种情况，我建议你在练习之前先征得医生的意见。由于这个列表还远未完善，如果你被诊断患有某种疾病或者伤痛并且正在接受专业医疗，那就在开始练习之前跟你的康复医生探讨一下是不是能够进行这些练习。

在练习体式之时，一定要注意，呼吸要缓慢、深长而且均匀。呼吸的质量与五式的练习效果之间有着直接的联系，绝大多数人仅仅用了他们肺活量的2/3。深呼吸可以清理肺部，将陈腐的空气排出体外，吸入新鲜空气，并将更多的氧气带入血液循环当中，而氧气充足的血液可以促进细胞再生和激活。较慢的呼吸也可以优化心脏的供血能力，因此将会改善血液循环，从而使富含氧气的血液高效地流遍身体，润泽每个细胞。

体式一

需要特殊说明的是，体式一不像其他几个体式那样集合了传统的瑜伽动作或姿势。体式一涉及一些特殊的能力，有着更为深奥的精神方面的要求，并且该体式注重动起来，而不仅仅是摆姿势，它是通过旋转身体以激活能量中心，进而刺激能量在全身流动。在苏菲派的一个分支中，以旋转僧人而著称的神秘的伊斯兰教宗派认为练习旋转可以缓解意识的紧张状态。

在《旷野的声音》这本畅销书里，玛洛·摩根讲述了一个令人吃惊的事实，那就是澳大利亚土著人也将旋转作为激活生命能量流的一种方式。摩根在澳大利亚内地的一个土著部落里生活过几个月，当地人告诉他人体内有七个能量中心，并且能够通过旋转来增加能量。他们甚至也用了"涡旋"来描述这些中心。

我想旋转可能是人类自然而然的事情，不然为什么在这么多不同的文化中，人们都在不约而同地进行这种活动呢。当通过这种方式使能量达到一种较高水平的时候，也就自然而然地达到了瑜伽的境界，这也是一种向神经系统传输能量的方式。旋转时能够产生一种福佑般的感觉，我读过苏菲派的相关内容，他们对这一活动相当着迷。简单来说，旋转的确感觉不错，也很有趣，不然孩子们为什么喜欢做呢？并且我也留意到，我的女儿凯莉在玩耍中旋转，也都是顺时针转动的。这个方向是至关重要的，顺时针正是轮"喜欢"的方向。

有助于缓解以下症状

- 静脉曲张
- 骨质疏松症
- 头痛

对健康的益处

体式一的练习可以加强循环代谢，从而减轻静脉曲张压力；如果你的双臂骨骼有骨质疏松症状，通过练习也可以得到缓解；可以增强流经所有轮的能量流，尤其是位于头部、前额、胸部的轮，并且能够强化膝盖，刺激细胞的活化；帮助头部—脊柱的能量的流动性，从而使神志更加清楚，且能帮助预防头痛。每天练习体式一可以促进整个身体更加年轻化。

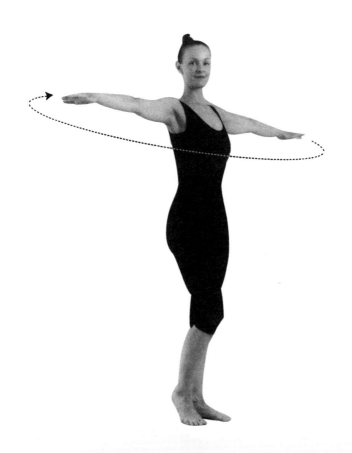

体式一图示

172

第5章
五式与瑜伽

起始姿势

• 呈站立姿势，双臂平展于两侧，与地面平行，掌心朝下。肩部不要上耸或紧张，保持肩臂在一条直线上。

• 想象脚下有个面朝上的钟表，开始旋转时要同表针同方向转动。

动作要领

• 从左向右转一个完整的圆圈。开始时慢慢地旋转，中间慢慢加速，然后慢慢减速，最后以慢速结束，这样可以防止对身体造成不必要的压力。在旋转的时候，保持缓慢而均匀的呼吸。

• 你可能会感到微微头晕。为了减轻头晕感，可以在开始旋转之前将视线集中在前方的一个点上。当旋转之时，可以将眼睛盯在该点上，时间越长越好。旋转中，当该点再次进入你的视野时，继续注视该点。

• 当旋转完毕时，做几个深呼吸，吸气和呼气都用鼻子进行。放松身体。然后躺下来准备练习体式二。等所有的眩晕感都消失，完全恢复正常状态后，再开始练习下一式。

注意事项

• 由双臂带动双脚转动。

• 在旋转时尽量保持原地转动，保持当旋转完之后双脚还在开始的位置上。

• 保持下颌与地面平行，双臂放松。

如果练习有困难，该怎么办？

• 旋转开始和结束时放慢速度，如果仍有困难，那就在整个旋转过程中都保持慢速。

• 如果你有肩膀疼痛或颈部问题，那么在旋转时可以弯曲肘部，而无须彻底平展手臂，以减少对这些区域的肌肉的压力。

• 减少练习的次数，直到适应之后再增加练习。

• 如果你感到眩晕，那就在旋转过程中另外确定3个点，想象在一个钟表的面上12、3、6、9的位置分别确定一个注视点。在每个方向都确定一个眼睛注视的物品，例如窗户、灯、某个家具或者一幅画都可以。当你转向这些点时，将眼睛注视在该物体上，并保持一会儿。记住，掌心一定要冲下——这样也可以帮助缓解眩晕感。

旋转完后，身体重新恢复平衡之时，双脚与肩同宽站立，将双手掌在胸前交握，眼睛注视大腿。保持这个姿势，直到眩晕感完全消失。

想挑战更高难度？

那就使旋转速度加快吧，但前提是要能够保持平衡，量力而行。

提醒事宜

旋转可能会导致恶心呕吐，并且使身体失去平衡。练习该体式之初，可以慢慢地旋转。一定要顺时针旋转。

以下情况须遵医嘱

因为旋转可能加重某些特定病症，如果你患有多发性硬化症、帕金森综合征或帕金森类疾病、美尼尔综合征、眩晕、妊娠反应或正在服用能够引起头晕的药物，则在练习之前需要向医生请教专业建议。如果你的心脏扩大或患有心血管问题，或者在过去3个月内患过心脏病，除非得到医生的明确准许，否则不要进行练习。

体式二

有助于缓解以下症状

- 关节炎

- 骨质疏松症

- 月经不调

- 更年期症状

- 消化系统和肠胃问题

- 背部疼痛

- 双腿和颈部僵直

对健康的益处

体式二对于甲状腺、肾上腺、肾脏、消化系统的各个器官以及子宫和前列腺在内的性器官和性腺等有着很好的调养和疗愈功效，可以帮助调节月经不调，并减轻更年期的一些症状。对消化系统和肠胃问题也有着积极的效果。这一体式对循环和代谢以及呼吸有益，并且可以增强心肌和胸膈膜的力量，能够加强淋巴流动。这个练习也能够强化腹部、腿部以及手臂的力量；缓解下背部的紧张，从而减少疼痛；对腿部和颈部僵直的症状也有益处。该练习对

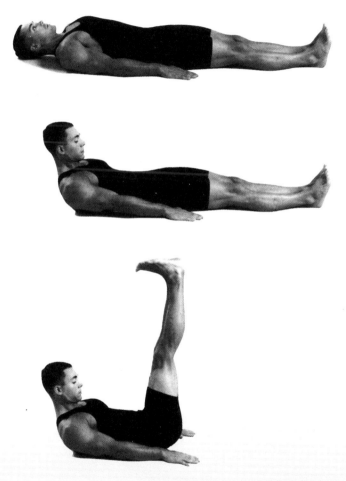

体式二图示

于患有臀部和颈部关节炎，腿部、臀部、骨盆和颈部患有骨质疏松症的人们有所帮助，并且能够加速位于喉部、腹部以及尾骨部位的第五、第三、第二轮和第一轮的运转。

起始姿势

• 双腿伸展，平躺在地板上，脸部朝上。最好是躺在一个厚地毯或者垫子上，也可以是一些有衬垫的东西来垫在脊背下方，使身体免于直接接触冰凉的地板。

• 将双臂放于身体两侧，与身体平行，五指并拢，掌心向下贴于地面。

动作要领

• 通过鼻腔吸气的同时，将头部抬离地面，让下颌尽量接近胸部。同时，将双腿抬起到几乎与地面垂直的位置。

• 保持双腿尽量伸直，这点非常重要，如果你无法将双腿完全伸直，那就根据自己的情况稍稍弯曲膝盖。然后随着练习和进步，直到能够无须屈膝而将双腿上举。

• 慢慢地将你的头部和双腿放回地面，在这个过程中，仍然要尽量保持腿部伸直，同时缓缓地用鼻腔呼气。

• 让肌肉放松一会儿，然后重复练习。

注意事项

• 当抬起双腿的时候，用手掌、前臂、手肘和肩膀用力压地面。

• 保持腹部内收，并将意识集中在腹部。将头部轻松地抬起，并且随着双腿回落地板而慢慢地放下。

如果练习有困难，该怎么办?

• 可以将臀部垫上一块折叠的毛巾或毯子，这样会使练习变得更加容易。如果发现自己练习这个体式比较容易的话，就可以放弃使用毛巾或毯子。

• 慢慢增加练习次数，并且在两次练习之间停下来休息一下。

• 为了帮助抬起双腿，可尝试一种新的呼吸方式。起初时先吸气，然后抬起头部和双腿时深深地呼气，当你完成上举动作时再次吸气，然后随着放松头部和腿部而缓慢地呼气。当你觉得这个练习较为容易了之后，再恢复该体式的动作要领中描述的呼吸方法。

• 如果你无法练习这个体式，那就用热身动作中的腹部加强练习来替代吧。

想挑战更高难度?

• 如果你可以双腿笔直上抬至垂直位置,那么就可以将双腿继续向后,超过头部,让脚尖接触头部后面的地面。

•也可以以更快的频率来重复练习。

提醒事宜

如果你患有溃疡、下背部疼痛、高血压,并且正在服用药物;如果你的腹部肌肉很弱,肩部和腿部肌肉紧张或关节僵直,患有帕金森综合征或帕金森类疾病、纤维肌炎或慢性疲劳综合征的话,需要非常缓慢地练习这个体式,并且每周只增加一次或两次练习次数。另外,处于经期的女性请注意,由于这个体式会压缩子宫,将会对月经产生干扰或阻碍。

以下情况须遵医嘱

如果你患有食管裂孔疝、疝气、甲状腺功能亢进、美尼尔综合征、眩晕,应向你的康复医师寻求建议,来确定这个练习对你来说是否安全。如果你正处孕期或者做完腹部手术不足半年，患有严重的脊椎关节炎或者骨盆疾病，请在得到你的医生的明确许可后再进行练习。如果你患有心脏扩大、心血管疾病或者在过去3个月内心脏病发作过，除非得到医生的明确允许，否则不要练习。

体式三

有助于缓解以下症状

- 关节炎

- 月经不调或痛经

- 更年期症状

- 消化问题

- 背部和颈部疼痛

- 鼻窦充血

对健康的益处

跟体式二类似，体式三也能够调理甲状腺、肾上腺、肾脏、整个消化系统和消化器官以及包括子宫和前列腺在内的性器官和性腺。尤其对更年期女性和经期紊乱的女性有着特殊的功效。这个练习能够加强腹部力量，增强横膈膜的强度，从而使呼吸能够更深，并且能够放松下背部和颈部的肌肉，缓解这些部位的疼痛，并激活这些部位，还能够帮助减轻鼻窦充血，缓解颈部和上背部的关节炎。练

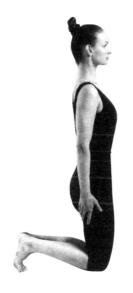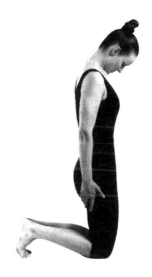

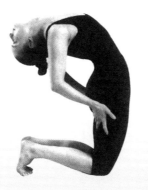

体式三图示

习能够加速所有能量中心的运转，尤其是位于喉部和腹部的第五、第三、第二个能量中心，从整体上为身体增加活力和能量。

起始姿势

• 双膝跪地，脚趾点地，大腿和上身保持直立。

• 用双手抓住大腿，大拇指朝前，通过鼻子吸气。

动作要领

• 通过鼻子呼气的同时，慢慢地将头部下垂，颈部前倾，让下颌贴近胸部。

• 缓慢而深长地吸气，同时将头部后倾，使后背朝向小腿方向。头部随着脊柱的后弯而后沉，达到最大程度。

• 呼气的同时回到原来的体位。吸气并重复练习。

注意事项

• 为了给身体支撑、获得平衡，将双臂和双手托住大腿。

• 保持头部和颈部的放松。

如果练习有困难，该怎么办？

• 如果膝盖感到疼痛，那就垫一块折好的毛巾或毯子。

•如果你无法练习该体式，那就用热身练习中的臀部加强式练习来代替吧。

想挑战更高难度？

加快练习速度。

提醒事宜

如果你正在服用治疗高血压的药物，不要让头部低过心脏的位置。如果你患有下背部和颈部疼痛、腹部肌肉虚弱、复发性头痛、多发性硬化症、帕金森综合征或帕金森类疾病、纤维肌炎或慢性疲劳综合征的话，练习时要注意放慢速度，并且每周只增加练习一到两次。

以下情况须遵医嘱

如果你患有食管裂孔疝、疝气、无法控制的高血压、严重的脊椎关节炎、盆腔疾病、甲状腺功能亢进、美尼尔综合征、眩晕，请在开始练习之前，先向医生咨询。孕期女性或进行了腹部手术不满半年的人应向医生征求意见。如果你患有心脏扩大、心血管问题或在过去3个月内有过心脏病发作经历，除非得到医生的明确允许，否则不要练习。

体式四

可助于缓解以下症状

- 关节炎

- 骨质疏松症

- 月经不调或痛经

- 更年期症状

- 鼻窦充血

对健康的益处

体式四的练习对于甲状腺、消化系统、前列腺和子宫在内的性器官和性腺、循环代谢系统以及淋巴系统有着很好的调节效果。可以加强腹部、心肌和横膈膜的力量，强化腹部、大腿、手臂和肩部。如果你患有鼻窦充血，这个练习可以帮你畅通鼻道。如果你的颈部、肩部、臀部以及膝盖患有关节炎，你会发现这个体式对这些症状的缓解尤为明显，并且同样对缓解手臂、腿部以及骨盆的骨质疏松症状效果显著。通过练习能够使呼吸更深长，并且能够加速喉部、胸部、上下腹部以及尾骨部位的能量中心（第

五、第四、第三、第二、第一个能量中心）以及与膝盖区域相关的小型能量中心的运转，并且能够刺激核心能量，促进活力，并显著提高免疫系统的水平。通过这个练习也能够显著缓解经期问题以及更年期症状。

起始姿势

• 坐在地板上，上身挺直，双腿向前伸直，双脚分开与肩同宽。

• 将双手掌心撑于臀部两侧地板上，双臂挺直，手指指向脚趾方向。吸气。

动作要领

• 呼气的同时将下巴贴近胸部。慢慢吸气，同时将头部后仰，仰至自然能达到的最大程度。将身体下侧举起，同时深长而缓慢地吸气。整个身体由双臂和小腿支撑。膝盖呈90度角弯曲，双臂垂直于地面。你的胸部、腹部和大腿形成一座桥或拱的形状。双脚平贴于地面上。

• 在这个姿势中，收紧全身的肌肉并且屏住呼吸。然后呼气，缓缓地、彻底地清空肺部，同时放松每一块肌肉，并回到原来的起始姿势。

• 休息一会儿之后，吸气，然后重复练习。

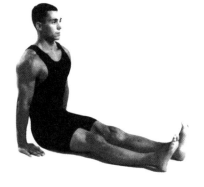

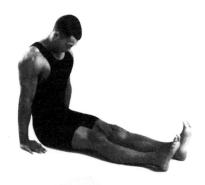

体式四图示（1）

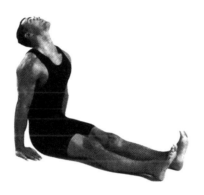

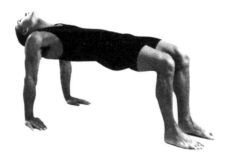

体式四图示（2）

189

注意事项

• 当举起身体之时，双手掌和脚掌牢牢地贴在地面上。

• 将骨盆向上顶，将意识集中在这个动作上。

• 保持臀部收紧，以保护腰部。

• 如果你有任何更年期症状，那就将腹部凹下去。

• 想象你的两膝中间夹了一个小水球，使小腿和脚踝在一条直线上。

• 保持头部和脊柱在一条直线上。开始时，将头部保持在一个合适的位置，以便于让下颌接触胸部。然后，将头部回到正常位置，使头部与地面平行，但是确保不要将头部太过下垂。

如果练习有困难，该怎么办？

• 进行大腿力量加强练习和大腿塑形练习，每天3次（见热身练习）。

• 将身体举到你能够适应的高度。随着练习时间向前推移，渐渐将身体再抬高些。记住，要循序渐进。

• 如果你的手腕有伤或者患有腕管综合征，那就将手掌握拳撑地来支撑身体。

• 如果你无法练习这个体式，那就用桥式热身练习来替代。

想挑战更高难度？

那就加快练习的速度。

提醒事宜

如果你患有高血压并且正在服用药物，或者患有溃疡、腰背疼痛、颈部疼痛、腹部肌肉无力、肩部和腿部无力或僵直、多发性硬化症、帕金森综合征或帕金森类疾病、纤维肌炎、腕管综合征或者慢性疲劳症状的话，请在练习这一体式时放慢速度，并且每周只增加一到两次练习次数。经期女性请注意，练习这一体式，可能会对子宫造成压力，或对月经流量产生影响。

以下情况必须遵医嘱

如果你经诊断符合以下情况，这一体式的练习必须得到医生的同意方可。这些情况包括：疝气、食管裂孔疝、甲状腺功能亢进、美尼尔综合征、眩晕。如果你正处于孕期，或者做完腹部手术不足半年，患有严重的疝气或食管裂孔疝、无法控制的高血压、严重的脊柱关节炎或骨盆疾病，那么在练习之前，首先要得到医生的建议。如果你患有心脏扩大、心血管疾病或在过去的3个月内心脏病发作过，除非得到医生的明确允许，否则不要练习。

体式五

有助于缓解以下症状

- 关节炎

- 骨质疏松症

- 月经不调或痛经

- 鼻窦充血

- 消化系统和肠道问题

- 背部疼痛

- 腿部和颈部僵直

对健康的益处

通过练习体式五可以对甲状腺、肾上腺、肾脏、整个消化系统以及包括前列腺和子宫在内的性器官和性腺有很好的改善作用。可以促进新陈代谢，加快淋巴循环，从而加强整个免疫系统的功效，使你能够更深地呼吸，促进能量传输，加快所有能量中心的运转。也可以加强腹部、心肌以及胸部横膈膜的力量，强化腹部、腿部以及双臂，并且缓解腰背疼痛以及腿部和颈部僵直等问题。像体式二、

三、四一样，体式五对缓解更年期症状以及月经不调或痛经也有着显著的效果。通过练习，可以消除鼻窦充血，减少消化系统和肠道问题，缓解骨质疏松问题，并且可以减轻臀部、背部、肩部、手脚的关节炎问题。

起始姿势

• 开始时，面部朝下趴在地板上，双腿伸直，脚趾弯曲点地，双臂弯曲，双手直接放在肩部下侧，掌心朝下撑地，双脚间距大约与两肩同宽，与双手分别在一条直线上，这样整个身体的支撑会非常牢固。

• 双臂用力撑地，达到与地面垂直，脚趾弯曲，使身体抬离地面，这个姿势有点像俯卧撑的改动版，你的脊椎应向后弯曲，胸部抬起，腰部陷下去。

动作要领

• 慢慢地通过鼻腔吸气，同时轻轻地将头部以最大幅度后仰。

• 继续吸气，同时使臀部弯曲上提，使整个身体呈倒"V"形。当达到这个姿势之时，头部自然向下，双脚几乎贴于地面上，脚后跟可以微微上翘，同时将下巴贴近前

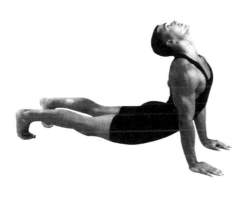

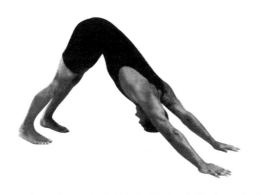

体式五图示

胸，让眼睛看向双脚。

• 随着呼气彻底清空肺部，同时将身体回到背部弯曲的姿势，双臂伸直，双腿蹬直。吸气并重复练习。

注意事项

• 记住，在练习过程中不要将身体回到平趴在地上的原始姿势，直到完成整套重复练习之后再回到这个姿势。

• 在练习过程中收紧腹部，并且弯曲臀部上侧，以保护腰部。

• 将你的意识集中在肩部、双腿后部以及胸部，观察在练习过程中胸部的展开和放松。想象将臀部和尾骨指向天花板。

• 保持头部和颈部放松，以避免对颈部造成压力。

如果练习有困难，该怎么办？

• 如果手臂力量不足，练习时可以将大腿贴在地板上，仅仅将上身抬起。

• 每天练习腕部、手臂和肩部加强动作3次（见热身练习）。

• 如果你手腕疼痛或者患有腕管综合征，可以不必将双手平展撑地，可将双手握拳将压力分散到手部各个关节上。

• 如果你患有膝盖疼痛的话，在最初将身体抬离地面时，可以将膝盖微微弯曲。

• 如果你无法练习体式五，可以做热身练习中的下犬式动作来代替。

想挑战更高难度的动作

那就加快练习速度吧。

提醒事宜

如果你患有溃疡、腰背疼痛、颈部疼痛、腹肌无力、肩膀和腿部僵直或无力、多发性硬化症、帕金森综合征以及帕金森类疾病、纤维肌炎、腕管综合征或慢性疲劳综合征，请在练习时注意放慢速度，如果有必要，可每周只增加一到两次重复练习。

以下情况须遵医嘱

如果你患有高血压、食管裂孔疝、疝气、严重的脊柱关节炎、骨盆问题、甲状腺功能亢进、美尼尔综合征、眩晕，需要在练习前征求医生的意见。如果你正处于孕期或做完腹部手术未满半年，或在过去3个月内有过心脏病发作，那么除非得到医生的明确肯定，否则不要练习这一体式。

五式练习之后：放松练习

在进行完五式练习之后，花上5～10分钟做一下放松练习是非常有益的。试着按照下面所讲的方法：背部着地，平躺在地面上，闭上眼睛。进行腹式呼吸（正如在前面介绍热身练习时描述的腹式呼吸法）。在放松的阶段，始终保持深长、缓慢而流畅的呼吸，从而释放练习过程中带来的所有紧张感，减少身体残留的任何僵直的感觉，使所有的神经、腺体以及身体器官从练习中收到最大的效果。这个放松过程能够让能量中心逐渐平衡能量，也能让意识得以进入一种平静的状态，让你在随后的一整天都受到滋养。

体式六

体式六是自成一体的。在《秘源①》中，这一体式是与五式分开来讲的。

体式六作为更加有效地获得年轻外表的终极方式，它涉及性节制。其原理在于，可以将原本随着性行为而正常释放的生命能量转向身体的其他能量中心。布拉福德上校分别阐述了东西方对此的不同观点，西方的修道传统倾向于如何压制这种冲动，而东方的观点则是改变性能量的渠道，使其到达身体的其他部位起作用（见第4章，该章对体式六做了详细阐述）。

对于绝大多数人来说，独身毕竟是个不小的挑战。在瑜伽练习中，为了储存能量，经常会要求节制性欲。许多人认为"禁欲"是提高精神境界的一种方法，是使自己有别于芸芸大众的一种选择，也是将日常生活中的关注焦点转移到精神层次的一种途径。

尽管布拉福德上校讲到为了练习体式六，需要做到完全禁欲，但我并不这么认为，并不是所有的西藏佛教宗派都要求禁欲。我自己的经验告诉我，体式六的基本原理是值得采纳的，这一式可以帮助创造释放性能量的新途径，哪怕并非完全的禁欲生活也可以。

对于许多人来说，有时他们性能量亢奋或有性冲动却没有人分享，这种能量可能会变为焦虑或神经紧张，可能会通过过量饮食或烦躁不安来发泄。体式六的练习为帮助消除这种状态提供了一种非常健康且平衡的出路。练习完这一体式，你会倍感轻松，并且，或许现在讲还为时尚早，你的身体正在进行深层次的修复。

我相信我们可以利用性能量来滋润我们生命中的其他领域以及其他方面的追求。体式六能够将这些能量转作他用，化作现实。所以即便你不想完全禁欲，我认为练习第六式也是有其价值的。你可以仅在产生性要求或者有过剩的性能量需要得到发泄之时，再进行练习。

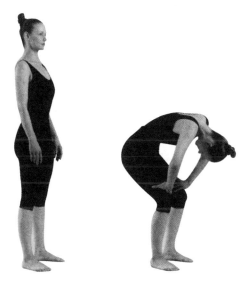

体式六图示（1）

起始姿势

• 双腿微微分开，双脚牢牢立于地面之上，呈站立姿势，双臂自然垂于身体两侧。

动作要领

• 缓缓呼气的同时将腰部弯曲后沉，将双手放在膝盖上，继续呼气，直到将肺部的空气全部呼出。

• 肺部清空之时，回到直立姿势，将双手放于腰腹部

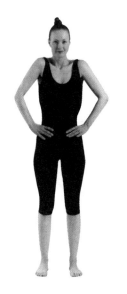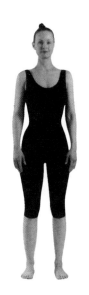

体式六图示（2）

并进行按压，同时自然耸肩，收紧腹部并将胸部尽量上提。在练习到这里时，必须保持不要吸气。这正是将能量转向其他能量中心的过程。尽量长时间地保持这个姿势。

• 当你不得不吸气时，让空气通过鼻腔吸入；当肺部饱和时，通过口腔将气呼出。呼气时，放松腹部，放松肩部，并且将双臂自然放于身体两侧。

• 做几个深呼吸，通过鼻腔进行呼吸。这样就完成了一次完整的练习。仅仅练习2～3次就可以了。

最后几点建议

• 按照顺序，从体式一到体式五进行练习。

• 每天练习。当然，有时你确实拿不出20～30分钟来进行整套练习，偶尔可以有一天不练习，但是绝对不要养成时不时跳过不练的习惯，否则你将无法体会五式给你的生活和健康带来的效果。

• 如果你生病、事务繁忙或是压力繁重，与其跳过不练，不如将每个体式只练习3次，仅仅用5分钟就够了，就像没时间洗淋浴但一定有时间来洗脸。试想，无论早晨多么匆忙，你一定会拿出时间来洗脸。

• 如果你跳过的天数不止一天，我建议你在恢复正常练习前要做几个小步骤。重新开始时，可以先减少以前的练习次数，用一周的时间慢慢恢复正常练习，千万不要立刻做更多次的练习，试图将没练的补偿回来。我一直强调，无论你是在练习过程中间有停顿，还是刚刚开始练习，有一点非常非常重要，那就是循序渐进，慢慢增加到每天练习21次的状态。

• 即便你的身体素质可以从开始就做到21次，也要按照说明要求来进行练习，由少到多，循序渐进。与柔软体操或其他常规形式的运动不同，五式练习除了要求肌肉力量以及灵活性之外，还有更深层次的要求，所以要注意你的练习过程，质量重于数量。

• 如果按照说明持续练习，你就一定会成功。如果你做到这些，就不会中途气馁，会发现天天练习并不是一件很难的事情，也不会使自己过度疲劳，或出现恶心、头晕等不适反应。

• 做21次就足够了，无须更多。如果你愿意，可以每天练习两个回合，清晨起床后练习一次，晚上用餐2个小时后再练习一次。或者你可以挑取其中的体式作为其他锻炼放松的补充，比如瑜伽。

• 最好是在清晨空腹的时候进行练习。我建议大家可以提前半个小时起床，给自己留足时间来练习。万事开头难，但都是值得去尝试的。你将会在一天中感到状态清醒、精力充沛，并发现自己所需睡眠的时间也缩短了。

• 在练习之时，要穿宽松舒适的衣服，做动作不会产生束缚感。汗衫、短裤以及T恤、宽松的睡衣或者甚至是内衣裤都是很理想的选择。我认为最好是能够赤脚练习，但是如果你的脚怕冷，也可以穿上袜子。像做其他很多运动一样，如果你平时戴眼镜，请将眼镜摘下。

• 这些体式练习是为了让你放松，所以不要在一个充满兴奋和嘈杂的环境中练习，这点非常重要。尽量选择舒适、安静的私人空间来练习，并且空间要足够大，以便于充分地伸展。

• 如果地上没有铺地毯，那么你需要一个练习垫或瑜伽垫、一片薄的泡沫塑料或一张厚厚的长毛地毯片来垫在身下。将意识集中，开始练习。在练习过程中要关注你自己的身体，学会聆听身体的信息。虽然有人会持有不同意见，但是我认为在练习过程中，最好不要有任何背景音乐。我觉得任何声音都会让意识分神，偏离身体。

• 在一种安静的氛围之下来练习五式是非常惬意的，但也许在你的生活中，并不是时时能够如此。不能如愿之时，也试着接受，不要抗拒，并且不要将睡过头或者房子内的嘈杂当成自己不去练习的借口。

• 在练习过程中，不要去想一天中发生的事情，或者对下一天进行规划，要放下一切责任，放下所有的关注。

在练习中，当你发现意识悄悄地从对身体的关注上飘走之时，可以将意识再次拉回到对动作的关注上来。我就是个典型的例子，意识飘走，又被拉回来，重复数次。再者，关注自己的一呼一吸也会帮你集中精力，还有助于放松。

• 练习五式简单易行。与其他来自东方的技巧和理念不同，练习五式并不要求你改变生活方式、世界观乃至宗教信仰。尽管这些练习方法与宗教背景有着深刻的渊源，但是它自成体系，就只是一项练习而已。

• 对于那些对冥想感兴趣的人们来说，五式练习是一种很好的准备，对冥想也是一种很好的支撑。建议先练习五式，再进行冥想。即使没有进行冥想练习，你也会愿意在练习完毕后，静坐或静躺一段时间来放松身体，梳理意识。可以在练习完毕后，静静地仰卧10~15分钟，因为放松在身体的自我修复和自我滋养过程中扮演着至关重要的角色，单就五式来说，放松能够强化练习的功效。

我的亲身经验

我已经养成了清晨练习五式的习惯，并由此取代了原来的清晨咖啡，练习之后，带来的是全天的精力充沛，无须特殊器械，不用花费更多时间，也不用担心受咖啡因的危害。

清晨起床之后，我通常先进行所有的热身练习。这些练习驱走蒙眬、倦怠的睡意，帮我将注意力集中在身体上。我称这个过程为"发动身体引擎"，然后就是我的五式练习时间了。练习过程快速、利落，我能感觉到自己的意识更容易集中，并且身体和情绪上都有了十足的进步，我真真切切有了成就感和自我满足感。通过这些体式练习，我的瑜伽练习也有了进展，我能够做出更多的瑜伽姿势。做完五式，我通常会给自己留一段惬意的放松时间，或者进行一段冥想练习。

我的日子非常充实，可以早起晚睡，"时间"更加充足了。随着练习的增加，我知道我可以面对生活和生活中的一切，并且将会一直拥有良好的健康状态和充沛的能量。

希望你也开启练习五式的奇妙旅程，相信你也会走向真实、长久的健康之路，并且永葆青春活力。

杰夫·米格度博士作为实习医师，他一周七天都需要随时处理病人来电，并且每周通宵工作2~3次。由于很少有机会进行长时间且较为复杂的瑜伽练习，他就自己编排了简单的瑜伽体式，仅仅需要10分钟来进行练习。米格度医生非常肯定地说，是这些练习帮他度过了那些非常艰难又充满压力的日子。跟他在那个时期的同事相比，他更加健康，也更有活力。

在自己经营诊所之后，他还一直练习瑜伽，这是他生活中的一个重要部分。他尤其对哈他瑜伽感兴趣，哈他瑜伽是非常注重身体的动作练习的。多年以前，他从一位病人那儿得知了五式，并且得到了一本《秘源①》，便很快被这些体式所吸引，因为这些动作酷似瑜伽，却无须更多时间，于是他很快便开始了五式练习，并且推荐给自己的父母和朋友。许多人在练习了两三个月之后，都反映感觉更加健康，也更有活力、精力充沛。并且，米格度医生注意到：五式像瑜伽练习一样，也能够加速身体的康复过程。

杰夫·米格度博士在马萨诸塞州雷诺克斯从事整体医疗和灵气自然疗法。他开创并指导普拉纳瑜伽导师培训课程，并且在纽约城市中心广场创办了五式工作室，他也是雷诺克斯地区库帕鲁瑜伽导师培训中心的前任主管。

第**6**章

食物搭配及其他饮食建议

斯坦利·巴斯博士和柴特·迪

　　斯坦利·巴斯，五十多年以来，一直从事健康医师和营养师的工作。他在美国物理疗法学院获得了物理疗法博士学位，并在后来取得物理疗法专家资质；从纽约营养学院获得营养学学位，并且从哥伦比亚指压疗法学院获得指压疗法博士学位。

　　巴斯医生还接受电话咨询或者个人约见。他在自然养生以及理性健康生活方面写了大量的论著。要想获得斯坦利·巴斯所发表的书刊的信息，可以写信寄到（美国纽约，布鲁克林寇尼岛大街3119，NY11235，斯坦利·巴斯收），或者可以拨打电话（718）648-1500进行咨询。

　　要想获得更多关于迪的著作的信息，可以通过写信（地址是：美国佛罗里达州冬港斯塔弗大街4258，FL33880-1141），或拨打电话（941）294-0300来免费获得《自然养生指南》。

在谈论与健康、长寿以及五式有关的话题时，布拉福德上校提到了在人们生活中扮演重要角色的饮食、营养以及食物等问题，并给出了自己的建议。正如布拉福德解释的那样，恰当的饮食能够促进"身体状况的显著改善"，就让我们回顾一下他所讲的一些具体的饮食建议吧。

按照上校的观点，保持良好健康状况的关键在于食用简单的食物，这是一个经过了长时间证明的方法。布拉福德说，西藏喇嘛们辛苦劳作，自产粮食，却只吃素食外加鸡蛋、黄油以及奶酪。

并且，喇嘛们每餐只吃一种食物。当然你可以不必如此极端，布拉福德上校解释说："我建议大家，要将淀粉类食品、水果、蔬菜与肉禽鱼分开来吃。"

上校还就一个我们大多数人面临的问题提出了警告，那就是——过量饮食。布拉福德说，在寺院里生活了两年之后，"我所去的城市也算是印度的几大城市之一，我注意到这里每个人的饭量都很大，我曾见过一个人，他一顿所吃的东西足够4个干重体力活的喇嘛的饭量了。"

并且，布拉福德上校发现在一餐中，人们所吃饭菜的花样之多，简直惊人。"习惯了每餐只吃一到两种食物，"他说，"有一个晚上，当我坐在餐桌前，面前摆着主人精心准备的23种食物之时，我感到大为惊异。难怪我们西方人的健康状况如此糟糕。看来我们对膳食与健康的关系知之甚少啊。"

布拉福德上校给大家的最后一条饮食建议就是要细嚼慢咽，一定要将食物彻底嚼碎。"咀嚼是饮食的第一个重要环节，只有咀嚼充分，食物才能被身体充分吸收，"他解释说，"食物都要经过嘴巴吃到胃里。"

上校对合理饮食以及食物搭配的益处进行了这样的总结："选择正确的食品、合理的搭配、适度的数量，并且采用正确的饮食方法，才能够保持身体的健康状态。如果你体重超标的话，这种饮食方式可以帮你减肥；而如果你太过清瘦，这样还可以帮你增重。"

然后，就如何通过合理饮食达到更好的健康状态，他给出了五条建议。

1. 不要在同一餐中同时吃淀粉类和肉类食物，即使你现在身体健康无恙，也要多加注意。

2. 如果喝咖啡令你不舒服，那就喝纯黑咖啡，不要加奶或奶油。如果还是觉得不舒服，那就不要再喝咖啡了。

3. 将食物充分咀嚼成糊状再下咽，这样可以减少进食量。

4. 每天吃一个生蛋黄★。可以在饭前或饭后吃，而不要在进餐过程中吃。

5. 将你每餐所吃的食物种类简化到最少。

在这一章中，我们将针对布拉福德上校的饮食建议，展开陈述。

自然养生和青春之源

虽然布拉福德上校讲的饮食建议与藏族饮食状况非常类似，但是彼得·凯德还是认为上校的大部分观点受到了20世纪30年代的一本叫作《自然养生》的养生畅销书（当前仍在流行）的影响。

现代自然养生的许多观点都认同布拉福德上校的建议，尽管如此，一位健康学者还是建议大家完全戒掉咖啡，反

★：美国农业部建议慎服生鸡蛋，因为生鸡蛋可能会受到沙门氏菌的污染，导致食物中毒。

对食用生鸡蛋，原因是生鸡蛋可能会带来沙门氏菌感染。

彼得·凯德可能读过或至少从哈伯特·谢尔顿博士那儿听说过自然养生的原理。谢尔顿博士是19世纪振兴"健康学"的先驱，对健康学的原理做了整理巩固、去粗取精，并且校正更新，重新命名为"自然养生"。除了出版了一份月刊和一份七页的指南手册之外，谢尔顿博士还为伯纳尔·迈克法登的《养生文化》杂志以及其他在当时流行的健康类刊物撰稿。许多年以来，《自然养生》一直有一批忠实的读者。后来，在1985年，哈维和玛丽琳·戴蒙德出版了《健康养生》，这是一本介绍自然养生原理的健康饮食书，该书语言通俗易懂，用实例讲道理，生动有趣，发行不久就成了畅销书。这本书教会许多人如何合理饮食以及如何健康生活，同时，将自然养生的理念发扬光大了。

今天，美国自然养生协会已经拥有几千位会员。尽管围绕自然养生所写的书已经有成百上千本，但是你会发现，这些书的核心都是在讲几条简单的生活原则，如果你能够履行这些简单而又是常识性的原则，你将会发现自己的生活和健康状态产生一些不可思议的改善：

1. 饮食简单一些，主要吃一些未经深度加工的素食。

2. 合理搭配你的饮食（关于食物搭配，我们将会单独加以论述）。

3. 呼吸新鲜空气。

4. 每天让自己的身体接受适度的光照，但是千万不要晒伤自己。

5. 口渴时要喝白开水。

6. 每天休息或睡眠时间至少达到8个小时。

7. 每周至少进行3次锻炼，每次不少于20分钟。一些权威人士推荐像慢跑、游泳、自行车等有氧运动，其他人则推荐一些像举重这种"瞬间爆发"的运动。大多数人认为每隔一天快走30分钟是一项非常好的锻炼全身的练习。

8. 保持身体的清洁。

9. 任何时候都要保持情绪稳定，可以积极调整情绪，控制不良情绪，避免情绪失控。

10. 经常跟家人或朋友在一起。

当然，并不是每个人都能接受素食，更是少有人能够接受生食食品，而这些都是自然养生所倡导的。了解这些之后，谢尔顿博士研究并改良了一些具体规则，以求合理搭配食物，从而达到最好的消化效果。当食物搭配比较合理时，消化就会进行得非常充分，营养物质就很容易被吸收，整体健康状况也就会有所改善。

什么是食物搭配？

食物搭配就是指在一次进餐时吃进不同种类的食物。例如，吃一勺沙拉，再吃一口蔬菜，然后再嚼一口谷类食品或面包，紧接着吃一口肉，然后再喝一口果汁或饮料，然后再回到沙拉、蔬菜……许多人都以这个程序进食，周而复始，直到将盘子扫清，结束正餐后，再来一两块点心，或者来杯饮料。

这种一次吃进多种食物的方式会引起消化问题，因为不同食物被消化时所用的时间是不同的（参见第224—228页中的"普通食物消化所需的时间"）。最为密实的食物，通常认为是蛋白质，它被消化时所需的时间最长，并且蛋白质是胃部最先着手消化的第一类食物。消化蛋白质需要几个小时的时间。其实，消化脂肪需要更长的时间，但是被进食的脂肪的数量通常比较少。

而像水果和蔬菜这些容易消化的食物，则必须在胃里滞留等候，待到更为密实的食物先行被消化，这个过程可能会长达8个小时。在胃部等候时，水果、蔬菜（生的和熟的）以及一些淀粉类食物混杂在一起，免不了发生一些分解或发酵的反应。胃部挣扎着将这一堆杂物消化掉，势必会产生一些气体、酸液甚至是醇类物质，还有一些胃部无法消化的物质，彻底的消化过程须等到食物进入肠道之后才能进行，而肠道里有消化食物、吸收矿物质、中和酸性物质的各种酶。简而言之，进行食物搭配就是遵从食物能否被最大限度地消化吸收、是否有利于身体健康的原则而考虑哪些食物可以同时吃，哪些则不要一起吃。

由于饮食搭配不当而导致的健康问题

如果食物搭配不当，会出现哪些问题呢？具体的情况当然还是因人而异，但从总体上讲，饮食搭配不合理将会引发肠胃问题，至少会造成消化不良和（或）胸闷症状。其他的问题还包括胀气、打嗝、胃酸过多、腹胀、胸口发闷、腹泻以及饭后无法集中精力而使情绪消沉，等等。

如果食物搭配不当，消化会被延滞两个小时以上，有时候会长达8个小时之久，并且消化过程会消耗太多能量，从而导致疲惫，进而使人需要更多的睡眠和休息时间，这样会造成情绪敏感使人产生焦虑、沮丧、消沉乃至悲观厌世情绪，并且使身体和血液中的毒素不断累积。

另外，由于消化问题带来的毒素沉积会导致经常感冒，并且为多种问题和疾病埋下隐患，不但能够削弱免疫系统，导致提前衰老，提前丧失性欲和性能力，也会削弱精子和卵子细胞的质量。简而言之，食物搭配不合理有害于身心以及情绪健康，会导致寿命缩短。

合理搭配饮食的益处

那些合理搭配饮食的人们会发现他们的健康状况得到迅速改善，因为他们的消化器官的负担大大减轻了。合理搭配食物，会使更加充足的营养被更好地吸收，从而使身体更加舒服、更少负担，消化系统胀气症状减轻，如此一来，会减少体内产生的发酵物或有毒物质，好多人对某些食物的过敏症状也消失了。那些原本常年有胀气症状的人们也发现，合理搭配饮食之后，这些症状在几天之内就彻底消失了。合理正确搭配饮食会产生更多的能量，从而对减肥也有帮助。

以下总结了合理搭配饮食所带来的健康益处：

促进消化：如果遵从第228页开始讲的食物搭配知识的话，你的消化状况将会得到显著改善。不用多久，胀气、恶心、胸闷气短以及便秘等困扰了你数年的问题都会得到缓解，甚至会彻底消除。通常人们会说："合理搭配饮食太难了，我做不到。"针对抱有这种想法的人，建议先尝试为期一周的试验。当你一旦感觉到合理饮食带来的改变之后，就不想再回到原来的饮食习惯了。

减肥：当你开始饮食合理搭配之后，就会发现在每天清晨，卫生间是必去的地方，为什么？因为体内多余的脂肪、臀部堆积的脂肪、胳膊上颤动的赘肉以及腹部层层叠叠的"救生圈"都疯狂地燃尽了！许多开始奉行合理搭配饮食的人们会发现，一周一周过去，他们的体重真的能够减掉3～5斤，且都是真正的脂肪，而不仅仅是体内水分的减少。本人（迪）身高1.70米，开始进行合理饮食搭配并且贯彻自然养生原则以来，体重从原来的174斤减到了现在的132斤！

因为消化状况得到了改善，你的身体无需更多的水分来激活细胞，水分也就不会都滞留在体内形成浮肿了，因此身体将会变得更加紧实，你会更加苗条。饮食合理搭配之后，更少的食物就能够满足身体需求，因此你每日摄入的卡路里就会大大降低，随之降低的还有你的体重！少量的食物就能够满足你的胃口，因为你会将它们全部吸收，并且能够吸收到更多的营养。

这也将会为你省钱，因为更少的食物就能够解决你的吃饭问题了。更为重要的是，吃得越少，越会长寿，因为消化系统的功能受损会大大减轻。刘吉·考纳若是一位生活在14世纪的意大利贵族，也是位作家，他每天只用两餐，总共有340克食物以及400克葡萄汁，而他活到了102岁，正是因为他合理地搭配了饮食，从而节省了消耗在消化过程中的能量。他是从35岁时开始这种饮食方式的，之前他过着奢侈糜烂的生活，健康状况正在告急，他的医生们告诉他，如果不能理智地生活，那么他的生命将会岌岌可危。他采纳了医生们的建议，并且他也成为伟大的养生作家之一。

能量得到提升：当你能够合理搭配饮食之后，你的身体在消化过程中将不再需要那么多的能量，由此，你将会明显感受到你的能量水平会有很大提升。

　　整体健康状况改善：合理搭配饮食，消化更加轻松、舒畅，你会倍感清新、舒适，精力也将会更充足，而且，很少的睡眠时间就足够了。消化的过程也会变得更为轻松，因为体内的食物不再"互相打架"，而是能够和谐共处了。我们的幸福指数会提高很多。

食品分类

以下的食品分类将帮你学习如何合理搭配食物，规划更为健康的饮食，并请参照后面"普通食物消化所需的时间"。

蛋白质类

坚果和种子	花生	鸡蛋	黄豆
干黄豆	干豌豆	牛奶*	奶酪
扁豆	葵花籽	鹰嘴豆芽	
豆芽	肉类食品（水产、家禽以及其他肉类）		

淀粉类

土豆	甘薯	鲜利马豆	朝鲜蓟
栗子	山药	笋瓜	南瓜
面包	意大利面	谷类食品	防风草
椰子	豆类	婆罗门参（"植物牡蛎"）	玉米淀粉

脂肪类

鳄梨油	植物油	黄油*	奶油*	人造黄油	猪油
橄榄油	菜籽油	坚果油	花生油	大豆油	

酸水果	半酸水果	甜水果	瓜类
橘子	芒果	香蕉	西瓜
柚子	樱桃	枣	蜜瓜
菠萝	苹果	柿子	香瓜
草莓	桃	热带水果	哈密瓜
猕猴桃	李子	鲜无花果	甜瓜
番茄	杏	汤普森葡萄	克伦肖甜瓜
金橘	浆果	麝香葡萄	圣诞甜瓜
柠檬	多种葡萄	木瓜	波斯瓜
酸橙	梨	水果干	金瓜
石榴	油桃		

低淀粉和无淀粉蔬菜

芹菜	抱子甘蓝	卷心菜	鲜甜玉米
白菜	黄瓜	鲜甜豌豆	椰菜
花椰菜	夏南瓜	羽衣甘蓝	苋菜
大头菜	甜椒	甘蓝	芜菁甘蓝
茄子	芦笋	胡萝卜	紫花苜蓿芽
洋葱	甜菜	菠菜	生菜
青豆	大蒜		

注意：标有*的奶制品，在膳食中并不推荐。

普通食物消化所需的时间

要知道各种食物消化所需的时间，并按种类对食物进行最佳搭配，由此决定每种食物所能消耗的最大数量。请参照以下内容：

水：如果胃里空空，水分会很快进入肠道。

汁液：水果汁、蔬菜汁以及蔬菜糊需要15～20分钟来消化。

半流体：拌沙拉（混合生菜、西红柿、芹菜以及黄瓜，在搅拌机里搅拌均匀，然后像汤一样食用）、拌蔬菜或拌水果，需要20～30分钟来消化。

水果：西瓜需要20分钟消化，最好不要跟其他水果一起吃，每次最多吃1/8或1/4个西瓜。其他的瓜类（像哈密瓜）则需要30分钟来消化，最多可以同时吃两种瓜类，但是总量不得超过450克。橘子、柚子以及葡萄需要30分钟来消化，可以任意搭配两种，但每次不得超过450克。

苹果、梨、桃、樱桃以及其他微酸水果需要40分钟来消化，可以同时吃两至三种，但总量不要超过340～450克。

生蔬菜：生蔬菜沙拉像西红柿、生菜、黄瓜、芹菜、红椒或青椒以及其他的多汁蔬菜需要30～40分钟来消化。如果在蔬菜中添加了油料，那么消化时间则需要增加至60分钟。由于所有此类蔬菜消化所用的时间相同，因而可以任意来搭配（见"半流体"部分内容）。

蒸或炒的蔬菜：绿叶蔬菜（像菠菜、包心菜）需要40分钟来消化。

夏南瓜、椰菜、花椰菜、菜豆、黄南瓜以及鲜玉米棒子需要45分钟来消化。

像胡萝卜、甜菜需要50分钟来消化。

注意：这两三种蔬菜可以同时吃，每种最多110克，总共不得超过220克，而且要先吃绿叶蔬菜，最后吃根块蔬菜。

淀粉类蔬菜：耶路撒冷蓟、橡子、白核桃、甜薯、山药以及栗子需要60分钟来消化。可以选用两种作为主菜，总共不超过370克。

淀粉类食品：糙米、粟米、荞麦（这3种是首选）、玉米粉、燕麦、奎奴亚藜、埃塞俄比亚画眉草以及大麦需要60～90分钟来消化。干重最多每次110克，加工后可能会有370克。

　　豆类食品、淀粉和蛋白质：扁豆、利马豆、鹰嘴豆、鸽子豆、四季豆等豆类食品需要90分钟来消化，每次最多吃干重110克，加工后大约是370克。30～40克干重可以跟80～110克米饭一起烹制，也可以在吃过米饭之后再吃。黄豆需要120分钟来消化，最多可以吃30～110克。

　　种子和坚果：像葵花籽、南瓜籽、pepita（一种植物种子）以及芝麻等需要大约2个小时来消化。你可以同时吃两种，总量控制在30～110克。像杏仁、榛子、花生（生的）、腰果、巴西豆、胡桃、山核桃需要2.5～3个小时来消化。除非你刚进行了高强度的体力活动，否则每次只吃一种，最多吃80克（将它们浸泡过夜并且碾磨之后食用，会加快消化和吸收速度）。

　　奶制品（不推荐）：低脂农舍奶酪、低脂灌装奶酪以及意大利乳清干酪需要大约90分钟来消化。每次不要超过110~220克。

　　全脂农舍奶酪需要2个小时来消化，每次可吃110~220克。

　　全脂硬干酪，像瑞士奶酪以及门斯特干酪，需要4～5

个小时来消化，每次可吃60～110克。

注意：干酪因为富含脂肪和蛋白质，因而比其他食物需要更长的消化时间。

动物蛋白：鸡蛋黄需要30分钟来消化，整个鸡蛋需要45分钟来消化。每天最多吃2个鸡蛋。

像鳕鱼、幼鳕鱼、比目鱼等需要30分钟来消化，每次可食用110～170克。

鲑鱼、大马哈鱼、金枪鱼、青鱼（脂肪含量更多的一种鱼）需要45～60分钟来消化，每次可食用110～170克，可以同时选用两种一起食用。

鸡肉（去皮的）需要1小时30分钟至2个小时来消化，每次最多食用110克。

火鸡（去皮的）需要2个小时至2小时15分钟来消化，每次最多食用110克。

牛肉和羊肉需要3～4个小时来消化，每次最多食用110克。

猪肉需要4小时15分钟至5个小时来消化，每次最多食用110克。

油料、黄油、油脂：橄榄油或任何凉拌油可以添入沙拉、蒸菜以及其他食品中。黄油，不管是咸的还是原味的，原味的最好，但是奶制品并不推荐。每次最多用15～30克油或2汤匙黄油。

自然养生食物搭配原则

在你了解了食物的分类以及各自所需要的消化时间之后，接下来看看谢尔顿博士关于食品搭配的原则吧。

1. 不要将蛋白质食品和淀粉类食品同时吃。布拉福德上校以及喇嘛们非常强调这条食品搭配原则。为什么？因为只有当胃部产生大量酸时，蛋白质才能够被很好地消化，然而，酸会破坏淀粉消化中所必需的唾液淀粉酶，因此，蛋白质和淀粉无法同时被充分消化。这也就意味着不要再吃"土豆牛肉"了吗？答案是肯定的，如果你想要更轻松地消化并且获得更好的健康的话！

2. 不要将淀粉类食物和酸性食物同时吃。

3. 不要在一餐中同时吃两种蛋白质食物。不同的蛋白质所需要的消化时间是不同的，也需要不同的分泌物来进行消化。因为仅仅消化一种蛋白质就需要大量的工作，消化更多的蛋白质则让身体陷于繁重的消化工作中，会消耗大量的能量。每餐只吃一种蛋白质食品，就节省了用在消化上的能量，从而避免产生不必要的疲劳。

4. 不要将酸水果和蛋白质同时吃。消化蛋白质所必需的胃蛋白酶只有在有盐酸的环境中才能够保持其活性，而在其他的许多酸类成分中会遭到破坏，其中也包括水果中所含的酸。

5. 不要将脂肪类和蛋白质类食物同时吃。脂肪会对胃液产生不良反应，从而干扰蛋白质的消化。

6. 不要将淀粉类和糖类同时吃。当你同时吃淀粉和糖时，身体会首先消化糖，糖类在胃里发酵，产生酸性物质，从而破坏消化淀粉所需要的唾液淀粉酶。如果你曾经在早餐时同时吃了水果和谷物，出现过不易消化的问题，那么现在你知道是什么原因了吧。水果要单独吃，从而使天然糖分得以充分消化，同时避免糖分发酵对淀粉消化造成的不良影响。

7. 不要将蛋白质和糖类同时吃。因为糖类会刺激胃液分泌，也会影响对蛋白质的消化，而且，糖类会在蛋白质之后被消化，因而它们需要先在胃里滞留等候，在这个过程中就会产生发酵作用。

8. 不要将瓜类同其他食物同吃。瓜类的消化过程非常迅速，可以在饭前吃，也可以单独吃，它们可以极快地穿过胃肠消化系统。我向来极少吃西瓜或甜瓜，为了避免它们带来的胃部绞痛和胀气。现在每次只吃一种瓜，于是在享受甜而爽口的口感之时，也不必再担心消化问题了！

现在，也许你觉得食物搭配的原则非常复杂。但第233页中的表格会将其简化，帮你合理安排日常饮食。

布拉福德上校的饮食建议

同食物搭配的原则一样，喇嘛们给布拉福德上校的建议与自然养生的原则简直是高度一致，而自然养生的原则是经过了时间验证的。尽管如此，在几个具体的实例中，布拉福德上校的建议还是有其特别之处的。

例如，上校说过，"做一顿纯肉的饭也是可以的，并且，在吃肉餐或吃黑面包餐时也可以吃些黄油、鸡蛋或奶酪，并且可以适量地喝点咖啡或茶。但是千万不要用甜品或淀粉类食品结束一餐，也就是说，不要饭后马上吃甜饼、蛋糕或者布丁"。

很显然，一位自然养生专家可能会告诉你千万不要在一餐中纯吃肉食，因为养生专家（现代医学研究也证明了这个事实）知道在绝大多数的肉餐中都存在蛋白质过量的问题，而蛋白质过量会导致各种问题；并且，面包与蛋白质同吃，对一些人来说，会产生腹胀以及胃部不适。布拉福德上校之前所讲的每餐只吃一种食物的建议远比他上面所讲的这段话更为中肯，很明显，他将上述方案提供给人们在尝试的过渡阶段使用。

布拉福德上校并不否定牛奶、茶和咖啡。对于初次尝试者来说，这可以作为一个折中方案。自然养生原理告诉我们，如果从饮食中去掉这些东西，你的健康状况就会更好。茶和咖啡中所含的生物碱能够危害身体组织，灭菌牛奶中含有一种叫作酪蛋白的蛋白质成分，这种成分也被用来制作最为坚固的木胶，想一下为什么吃多了奶酪或者冰激凌之后会让你第二天不舒服，甚至状态迟钝、需要休息？那么，现在就知道答案了吧。

　　虽然布拉福德上校没有讲过在用餐时喝饮品的事情（除了咖啡和茶之外的饮品），我们大多数人还是习惯于在每餐中都喝一些饮料或汤汁。自然养生建议你在进餐时不要喝任何饮品，因为液体会稀释消化食物所需的酶和胃酸，边吃边喝会妨碍食物被完全消化！许多现代研究反对这个观点，但是那些奉行"只吃不喝"原则的人们发现他们的消化过程非常顺畅。与其尽信研究的成果，不如相信自己的感受，根据身体的实际感受，来检验哪种方式对自己最为有利。

　　布拉福德上校非常推崇食用生鸡蛋，但是，当今超市供应的鸡蛋常常含有沙门氏菌，所以我们并不推荐生食鸡蛋。煮鸡蛋时，将水煮沸，然后停止加热，让整个鸡蛋浸在水中3分钟后取出，只吃蛋黄，我们通常都认为蛋黄是最佳的蛋白质来源之一（原文的确如此——译者注）。除非你是运动员或从事体力劳动，否则可以不吃蛋清。

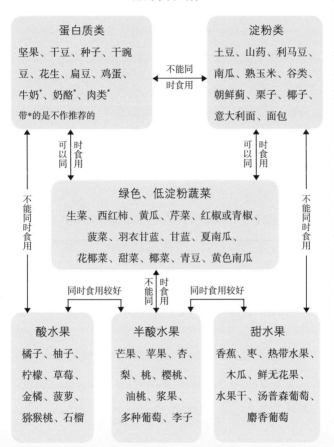

许多人认为，食用蛋黄能够促进大脑功能，并能提高身体素质。布拉福德上校对此非常赞同。让我们再回顾一下他的话吧："很早以前我就知道蛋黄的营养价值很高，但是直到有一次我在寺院里跟另一位有着生物化学专业背景的西方人进行了一席交谈之后，我才了解了蛋黄的真正价值所在。他告诉我普通的鸡蛋几乎含有我们大脑、神经以及身体器官所需营养成分的一半，并且这些成分的需要量都非常小，但是，若想保持身心健康、机体强壮，膳食中一定不能缺少这些元素。"

布拉福德上校在讲述要彻底咀嚼食物之时，还告诉了我们很多其他的建议。养生原理教我们要将食物充分咀嚼成糊状之后再咽下。阿比·斯波兰扎尼（1729—1799）是观察胃部消化状况的先行者，他发现樱桃和葡萄，即便是已经熟透的，当被整个吞下时，通常也会完整地穿过肠道，最后被整个排出，这个重要的发现证明了咽下食物之前充分咀嚼是何等地重要！你能够吸收的仅仅是那些近乎于液体状的食物。

进食顺序：食物搭配的终极原则

遵从传统的食物搭配原则能够明显改善你的消化功

能，提高你的整体健康状况。如果你想进一步使消化功能更好、身体更加健康，那么就需要考虑一下进食顺序的问题了，这是我们认为食品搭配中的终极问题。按照合理顺序进食可节省大量的消化能量，这些能量将会被用于身体的调理和恢复。同时，合理顺序进食也会减少体内和组织内的废物，从而降低意识和情绪的波动。

正如布拉福德上校告诉我们的那样，吃东西时，要吃完一种再吃另一种（按顺序进食），这样你的消化过程也会一层一层地进行。每种食物都是按其进食顺序被消化，这样每种食物消化所需要的特殊的酶类物质就不会受到干扰（见第218页"合理搭配饮食的益处"）。如果你的进食顺序合理，你可以在饭后几小时内完成整个消化过程，并且不会出现任何不适。

当病人来找我（巴斯医生）解决消化问题像胃痛、胀气、长期打嗝、恶心、便秘或腹泻等时，我通常先是劝他们放弃原有的饮食习惯，尝试改变饮食结构，注意食物的品质。我劝他们不要吃深度烹制的食品和袋装食品，而要多吃未加工过的蔬菜、果仁、种子以及水果。但是，许多人都执意不愿改变饮食习惯。此路行不通，我就建议他们先试着将自己平时的饮食做一下调整，稍稍改变一下进食的顺序。在一周之内，他们的许多消化问题就消失了！可以想象，他们对这种效果还是非常满意的。初次尝到甜头之后，许多病人就开始在他们的饮食上做进一步的调整了。

如果我的病人愿意并且能够遵从我的建议，我便可以改善他们的饮食，但是我最基本的建议还是要合理安排进食顺序。他们一旦体验到了消化、营养吸收的改善以及整体的"上佳状态"都是来自进食顺序调整的好处之后，就会进一步对所吃食物从质量上进行改变。

其中，体重减轻也是改变进食顺序的一大收获，多余的脂肪会被快速地消减掉！想象一下，以前嘴里塞满各种各样的食物，食欲永远处于亢奋状态，一不小心就会吃得过量，从而造成热量堆积。而按照顺序进食，即便吃的还是以前那些食物，体重却会减轻。

进食顺序的原则总结

实际上，食物在胃里是无法被互相混合的，除非它们就是被互相掺杂着一起吃进去的，这与通常的观点有所不同。当你一次只吃一种食物时，食物在胃里也是一层一层的，消化过程也是按照这个顺序一层一层地进行的。

从威廉姆·豪威尔医生编著的生埋学教科书中，我们了解到："格鲁特茨纳尔医生（一位欧洲研究人员）相继给白鼠喂了不同颜色的食物。进食后不久，这些白鼠被杀死，其胃部被冷冻并切开，发现它们吃进去的那些不同颜色的食物还是一层一层地排列着。"

能够证明消化是分层进行的另一个著名例子，是美国内战期间博蒙特医生写的。在这个案例中，有一位士兵受了枪伤，胃部出现大面积切口，这样胃里的情况能够被直接看到，因此，他的消化过程被许多医生观察了一段时间。医生们发现他所吃的食物在胃里是按照进食顺序分层的。

如果你想亲自验证一下，可以试着这么吃：先吃西瓜，再吃沙拉，最后吃奶酪，完全吃完一种之后再吃另一种。然后，去卫生间时，可以查看一下粪便，会发现也是分层的，各层的颜色会有所不同，西瓜的残留会呈微红色，在最下面，然后就是深棕色的沙拉渣滓，最上面呈浅褐色的是奶酪的残余。食物按照什么顺序被吃进去的，就是按照什么顺序被排出来的。每个人都可以试着验证，但验证时必须是每次只吃一种食物，并且按照一定的顺序进食。

当你每次进食时，食物在胃里一层一层排队等候消化，每一层的消化程序不同，所需用的消化酶也不同，胃部分泌腺为每一层分泌专门的消化酶，通过这种方式，所有食物都会被有条不紊地充分消化掉。

让我告诉你一条非常简单的进食原则吧：先吃最稀的食物，再吃硬的食物，以此类推，最后再吃最硬、最结实的食物。一定不要打破这个进食原则。

进食顺序的概念是布拉福德上校饮食建议的补充和强化。当你遵照进食顺序吃饭时，你就从本质上符合了布拉福德上校倡导的进餐单一化原则。纵观只吃单一食物的许多动物以及许多灵长类动物，它们的消化过程都非常简单。

以下是合理安排饮食顺序的简单方针

1. 一餐中，以最稀的食物开始，以最稠、最硬实的食物结束。

2. 大多数的饮料都会稀释或是冲走每一层消化所需的酶，从而导致消化困难，所以在就餐时不要喝饮料。

3. 水果和蔬菜能够在同一餐中和谐共处，只要以合理的顺序来吃。蔬菜沙拉（不淋油的）应该排在水果后面来吃，从而使矿物质得到最大化的吸收。

4. 不要在吃烹制食品的同一餐中吃水果，除非你一天只吃一顿饭。在这种情况下，可以先吃水果，然后再吃烹制食品。如果后吃水果的话，通常先吃进去的淀粉、蛋白质和脂肪食物一直滞留在胃里，直到这些食物排走之后才轮到水果被消化，这样的话，水果就会长时间在胃里等待淀粉、蛋白质以及脂肪的消化，在这个过程中产生发酵作用则是必然的，就会产生气体，造成腹胀、胃酸分泌多以及消化不良现象。倘若你在吃淀粉类食品之前，先吃个半酸水果，就不存在这些问题。如果你每天只吃一顿饭，那就在吃生水果和炒菜之间间隔20～30分钟，以求达到最大程度的消化。

5. 酸味食品以及酸水果千万不要在淀粉之后吃。

6. 千万不要在吃了淀粉类、蛋白质类或脂肪类食品之后，再吃糖类、果汁、新鲜水果或水果干。

7. 按照常规来说，鱼可以在吃土豆之前或之后吃，因为它消化得很快。土豆的密度仅是谷类食物的 1/10，它也能够被快速消化掉，因此"土豆和鱼"是唯一一个可以将蛋白质和淀粉在一餐中同吃的例外情况。

8. 你可以将相同种类的食物搭配同吃，因为它们的大致消化时间是一致的。例如：

• 同是瓜类，可以吃完一种接着吃另一种，但是总数不要超过两种。新鲜多汁的水果也可以一起同吃，最多可以同时吃三种。

• 多汁的生蔬菜沙拉可以几种一起拌——像西红柿、各种生菜、芹菜、黄瓜以及青椒和红椒。如果你愿意，也可以再加入其他的生蔬菜，像豆芽等都可以。

合理的食物搭配

下面是在一餐中，食物合理搭配的一个例子。假设进食每道食物之间没有间隔。

（a）220克胡萝卜、芹菜和黄瓜汁，大约需要15分钟来消化。

（b）220～340克两种混合沙拉（生菜、西红柿、芹菜、黄瓜以及青椒或红椒在搅拌器里拌均匀），大约需要20分钟来消化。

（c）340～450克两种瓜类水果或新鲜果汁（一个苹果、一个梨）大约需要30分钟来消化。

（d）（可选）30～60克瓜子或果仁，需要2～3小时来消化。

如下图所示，蔬菜汁在胃里占据（a）的位置，待大约15分钟后离开。

拌沙拉占据（b）的位置，大约20分钟后离开胃，大约比蔬菜汁晚5分钟。

瓜类或两种水果占据（c）的位置，大约停留30分钟后离开胃部，大约比拌沙拉长10分钟。

如果你也吃了瓜子或果仁，它们在胃里占据（d）的位置，会在胃里一直停留1.5～2小时，将在所有的水果、蔬菜之后离开胃部。

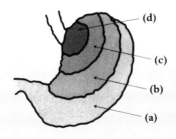

- 蒸菜或炒菜可以混在一起吃——先吃带叶子的菜，然后吃像南瓜、花椰菜和椰菜这样的更加密实一些的菜，最后再吃最为密实的菜——像胡萝卜、甜菜之类的根块类蔬菜。

- 不同种类的薯类也可以放在一起吃。玉米可以放在薯类之前吃，但是如果是生玉米，可以跟水果一起吃。

- 如果消化完全没有问题，只要你愿意，你也可以混合谷类食物一起吃。在吃完一些谷物之后，也可以再吃少量的豆类。例如，如果你吃了110克米饭（干重），你可以再吃30克小扁豆（干重）。

- 当吃坚果类食物时，可以两种混合着一起吃，例如，葵花籽和南瓜籽或芝麻一起。必要时也可以吃完一种再吃另一种，但是每次只吃一种是最好的。可以将果仁或种子在水中浸泡一夜之后再吃，这样会更有助于消化。

- 鱼类可以两三种搭配着一起吃，两种家禽或肉类也可以搭配在一起吃，但是记住，一味地追求种类多样会很容易导致进食过量，所以要尽量避免。最好的情况还是每餐只吃一种淀粉或蛋白质食品。

巴斯医生的三餐计划

按照以下所写的（A）、（B）、（C）、（D）顺序来进餐。完成（A）之后，再开始（B），依次类推。

注意：每餐都是完全均衡的，并且含有保持健康必需的所有营养成分。

早　餐

（A）蔬菜汁：胡萝卜、芹菜以及黄瓜按照1∶1∶1的量制作220克蔬菜汁。

（B）拌沙拉：西红柿、生菜、黄瓜、芹菜、青椒，一共220～340克。

（C）瓜类：1/8或1/4个西瓜，共计450克。你可以用两种不同的水果来替代西瓜，或者吃2～4根香蕉，总共也是450克。

（D）选择以下几种食物，总共搭配220～450克：1～2个煮鸡蛋的蛋黄、30克生瓜子或果仁、干重440克的谷类食品，如燕麦粥、粟米、糙米或荞麦、土豆、山药、玉米、南瓜。蛋黄与果仁或瓜子搭配是非常合适的。

注意：从事体力劳动时或者正处在饮食过渡阶段中（从原来的饮食习惯过渡到自然养生的饮食方式），可以添加（D）。在夏天身体会需要更多的流质和水分，你可以增加早餐中瓜果的数量。

午　餐

（A）胡萝卜、芹菜以及黄瓜按照1∶1∶1的量制作220克蔬菜汁。

（B）拌沙拉（220～340克）。

（C）一个水果（220克）或1～2个玉米。

（D）生瓜子或果仁（30～60克）或鳄梨（220克），或每周两次，用意大利乳清干酪、罐装奶酪、低脂奶酪（不含盐的）或不含盐的牛奶奶酪（干酪60～110克）来代替果仁。非素食主义者可以每周吃两次鱼。

晚　餐

（A）西红柿、黄瓜和南瓜汁（总共220克）。

（B）沙拉（220～340克）加一汤匙凉拌油和柠檬调味品（一汤匙柠檬汁）。

（C）1～2种蒸的蔬菜（每种110克）。

（D）选择以下任意两种进行搭配：一个玉米或南瓜配土豆，或土豆配山药（最多总计450克）。一周中有三天可以用以下的谷类来代替：周一、周三、周五和周日可以吃一个玉米或南瓜配土豆，或土豆配山药（最多总共16盎司）。周二、周四和周六在吃完（A）、（B）、（C）之后再吃85～110克（干重）糙米、粟米、荞麦或其他的谷类外加1盎司（干重）利马豆、小扁豆或鹰嘴豆。

对于非素食者和肉食者来说，可以忽略掉（D），在进行完了（A）、（B）、（C）之后，可以吃一个土豆或220～340克（烹制后的重量）糙米、粟米、荞麦或其他的谷类，然后再吃110克鱼、鸡肉或其他肉类。开始时每周吃动物制品的次数不要超过5次，然后在一个月的时间里逐渐减到每周2～3次。

可以每周吃2～3次鱼，或一周改吃一次鸡。或者，鸡肉也可以偶尔用两个鸡蛋来代替。

在社交宴会上，通常人们都先吃点沙拉，然后是土豆，接下来是鱼或鸡。如果是在中餐馆的话，你可能会先吃到蔬菜，然后是鱼，最后是米饭。素食者可以跳过动物食品，多吃些蔬菜，然后吃些米饭。

如果你正想减肥，可以尝试一下每日两餐的计划，省掉早餐或午餐，但是一定要吃晚餐，多余的体重就会很快被减掉！如果你只吃天然食品的话，可以将上面的晚餐改作午餐（你可以提早吃一顿午餐来作为午餐，再晚些吃一餐来当作晚餐）。记住要每日更换你午餐中的主食（D）。

当你每天吃三餐之时，一定要有一顿早餐。

如果当前你无法改变较为传统的饮食习惯，仍然无法避免杂乱无章的食物搭配和进食顺序的话，那就简单地记住食物搭配的基本原则：先吃流质的食物，最后吃最密实的食物。

然而，聪明人会尽量选择最高品质的食物，并以最佳顺序来进食，并且将进食数量也把握得恰到好处。食物以多少为宜呢？应该是能够维持一个健康并且愉快的生活状态，远离疾病和虚弱所需的所有营养物质的最少食用数量。

许多营养学家都建议我们要减少日常饮食量的1/3，其他一些专家也劝我们在吃饱之前就离开餐桌。

布拉福德上校告诉我们：喇嘛们吃得很少，但是健康状态很好。

关于食物搭配的常规问题

我该怎样进补维生素呢？该如何搭配？

如果你按照本章的指导来进食，并且保持完全以植物为主的膳食结构的话，你的身体将无需再进补，只在每周吃几次维生素B$_{12}$就可以了。尽管许多权威宣称，素食者能够在肠胃系统产生充足的维生素B$_{12}$，但还是有很多人反对这个观点，还是主张要从外界进补维生素B$_{12}$。

如果我不吃肉类的话，身体会不会缺少蛋白质？

医学研究人员和生理学家的研究一次次证明，西方人的饮食中含有过多的蛋白质，而这正是许多健康问题，像骨质疏松症、关节炎以及某些癌症等产生的根源。另外，当今的养殖牧场主们，为了让动物快速生长而以最快的速度进入屠宰场，他们不惜在饲料中添加抗生素以及生长激素（或许还有其他药品）。如果你不吃肉，就可以使身体免受这些物质的毒害。

可以吃85～110克的果仁（原味的、未经腌制的），其所含的蛋白质数量就能够满足每日所需了。或者也可以采纳布拉福德上校的建议，每天吃两个嫩的煮鸡蛋的蛋黄。

你说不推荐喝牛奶或吃奶制品，那么钙质从何而来？

研究表明，你可以从素食中获得身体所需的所有钙质。可以进食足量的深绿色叶类蔬菜、坚果以及种子、谷物、豆类、新鲜水果、干果，像花椰菜和青豆这样的蔬菜以及像沙丁鱼和鲑鱼这样的鱼类。

这种饮食方式将对我的胆固醇水平有什么影响？

如果你停止吃肉类食品和奶制品，转而吃以蔬菜和谷物为主的素食，那么你的胆固醇水平将会降到最低水平。而通常为了降低胆固醇和（或）血压，许多医生都告诉你从此之后要吃大把大把的药片。试着吃几周素食，并配合练习五式或者每天散散步，就会省掉花在药片上的钱，也不用忍受可怕的副作用。

你可能发现，这套饮食非常推崇蛋黄，因为蛋黄富含卵磷脂，可以防止胆固醇在动脉中淤积。

难道我不能按照传统推荐的四组食物搭配或美国农业部提倡的新饮食金字塔原则来安排饮食了吗？你所讲的饮食规则与这些标准完全不符！

是这样。并且，既不要按照那些所谓医学专家的建议来安排饮食，也不要遵从他们推荐的生活方式，世界上有很多医生指责美国农业部为刻意扶持肉业和奶业而鼓吹肉和奶的营养价值。

进入任何一家当地图书馆，查阅一下像约翰·迈克唐高、迪安·欧内斯以及迈克尔·克雷伯这些令人尊重的医学权威人士的论著，你就会发现里面非常明确地阐明：食用肉类和奶制品会有害健康，甚至会产生疾病。

读尼尔·纳德医生的《健康饮食》一书叮以学到"真正的"四组食物（水果、蔬菜、谷类、豆类）如何搭配才能科学地造就一种素食的生活方式，能够从中学到怎样吃才是最健康的。

也可以查阅迪安·欧内斯医生的《心脏康复历程》，或是找到被许多人奉为权威的素食书籍——《迈克唐高保持健康法以及终身减肥计划》。

我已经年过六十了，在过去的这么多年里我从不注意饮食，现在改变饮食搭配还来得及吗？

你一定能够明显感觉到改善的，但养生之道不是一朝一夕的事情，跟其他的医疗领域不同，自然养生不可能一蹴而就。相反，根据养生原理，注意合理膳食，经常锻炼，充分休息，并且做到前面所讲的一些养生之道，渐渐地，身体自然会达到自我调节和修复的状态。当你开始尝试以素食为主的饮食结构并且遵循上面所讲的重要原则之后，你会发现你的消化状况会得到很大的改善，胀气、腹胀、便秘以及由消化问题所带来的其他不适现象都会得到明显缓解甚至会彻底消失。许多人也会感受到身体基本状况的巨大改善。尽管如此，养生并不是立竿见影的事情，大半生的不良生活习惯造成的对身体的影响是无法通过短短几年的生活调节而得到彻底改善的，但是，一旦开始，毕竟是会有所改善的。

这种饮食搭配方式也适用于儿童吗？哪些人不适合这种饮食搭配方式呢？

如果你的孩子经常出现胀气、胸闷、消化不良或便秘等问题，那就试着合理搭配饮食并以正确的顺序进食吧，这样就能够帮助缓解或根除这些症状。如果你为你的家庭提供的是素餐，那你无需为孩子考虑另外的菜单，因为天然的食物都是非常容易被消化的。由于不像成年人那样经年累月地豪饮各种饮料、豪嚼垃圾食品，孩子的消化系统还未受到不良饮食习惯的侵袭。但是，就餐时间对孩子（对成人也一样）来说应该是一段快乐时光，而不应该充满斥责、用来建立规矩或制造紧张。如果你按照正确的顺序来上菜，孩子们很快便会养成正确的饮食习惯，这会是个自然而然的过程。

这种食物搭配方式适合有健康问题的人（例如患有高血压、糖尿病、低血糖、溃疡等病症的人）吗？

对于绝大多数人来说，进行一段时间的合理搭配饮食之后，都会从中获得好处，会发现消化不良、胀气以及胸闷等症状大大减少。

但是，如果你正在接受医疗，那么在对你的饮食安排做出任何改变之前，都要先跟专业健康专家咨询意见。如果你对饮食搭配的理念不够赞同，那就咨询一下专业健康人士的意见。

许多临床医生以及受过传统培训的营养师对食物搭配、素食营养都所知甚少。以大多数美国医科学生为例吧，他们用在营养学习上面的时间甚至不到3个小时，他们的学校和导师只教他们如何用药物缓解各种病症。当前的医疗模式并不教授他们如何用天然的方法对付健康问题，也不会涉及身体本身的修复能力。颇具讽刺意味的是，在各类人群中，医生作为一种人群，比其他人群的平均寿命更短。

所以当你想寻求一些与食物搭配或营养相关的专业建议时，一定要擦亮眼睛，找一个真正专注于健康的健康专家。

我经常会饮食过量，你能否给我一些指导意见，告诉我吃多少对健康最佳？

饮食的最佳数量就是能够提供给身体，以保持健康愉悦的生活，并且远离疾病和不适而需要的所有营养的最少食物量。饮食不要过饱，每餐只吃你原来常规进餐量的七成；每周可以少吃几顿饭；不要吃零食；不要在晚上7点之后再吃任何东西。

记住，意大利文艺复兴时期的作家卢奇·考纳若每天只吃340克食物和400克葡萄汁！可能你无法将饮食减少到那个程度，但是能够将你现在的饮食数量大大缩减。

在转向合理饮食搭配的过渡阶段，会出现不适症状或需要承受任何副作用吗？

当开始合理饮食搭配之后，绝大多数人都会注意到他们的消化状况有了显著的改善。尽管如此，经过一段时间之后，尤其刚开始吃素食之后，你可能会经历一段时期的感冒、头痛、胃痛或类似感冒症状。此时无须去找医生开药片，这种症状过几天就会自然而然地消失了。

如果身体出现这种反应，原因很简单，是身体在排毒，把经年累月由于不良生活习惯和饮食不合理而造成的长期淤积的毒素排出体外。当排毒时，可以多加休息。当口渴时，喝一些蒸馏水，尽量少吃东西（如果你必须要吃些东西的话，那就吃些柑橘类的水果或喝点新鲜的蔬菜汁吧），在一个干净卫生、拥有自然光线的房间里进行充足的睡眠，充分享受一下这几天的排毒过程吧。

你的身体大扫除一旦完成，在以后的日子里你将会受益无穷！

你能否将饮食合理搭配的基本原则给我做一下总结？

1. 所吃食物的种类越少，消化所需的时间越短。所吃食物的种类越多，消化所耗的能量就越多。

2. 食物被咀嚼得越充分，消化就越迅速。

3. 每次所吃的食物越单一，越容易消化，也越不容易饮食过量。每次吃的种类越多，越容易饮食过量。

4. 最后，按照布拉福德上校所给的建议，一切按照自己的节奏进行！罗马不是一天建成的，你也不要期望在一周之内改变一切。找到自己的节奏，缓慢、舒服地进行吧。练习五式，同时注意饮食搭配，你将会感受到许多年以来不曾有过的最佳健康状态！

布拉福德上校不仅在饮食和营养方面给我们提供建议，他还讲到了声音和发音对一个人健康和长寿的重要性。在下一章中，我们将论述一下这些内容。

第7章

声音、发音以及冥想的能量原理

理查德·莱文顿

　　布拉福德上校刚从印度回来之时，就曾用"完美典范"来形容他对那里的人们的印象。在长期练习五式并且奉行他在西藏学到的生活方式之后，上校变得活力充沛、思维敏捷、更加年轻了，他自己的改变让人印象深刻。这其中的秘诀还与发声、声音有关，特别是男性声音。

　　那些受过专业听力训练的人能够听出一个男人声音的质量——声音的音调、音质以及振幅——而这些能够反映出这个人的性活力，也能够显示他的生命能量的质量以及数量，这种东西被布拉福德上校称为"气息之能"，在中国被称为"气"。布拉福德上校说，当一个男人的声音气息饱满的时候，听起来会是浑厚而充满磁性、底气十足；而那些听起来有些颤颤巍巍的比较尖细的声音，则一般是上了年纪的人的，这是他们的身体正在走下坡路的一个重要标志。

　　要弄清楚声音、生命能量以及身体状况下滑之间的关系，我们就得提到能量中心——轮。

　　位于喉部中心的第五个轮，与位于性中心的第二个轮之间有着特殊的能量关联。正如布拉福德所解释的，这两个中心分别代表语言功能和生殖功能，是可以"咬合在一起"的。两个中心互相牵制，在性能量和讲话声音质量之间有着很强的关联度。当你听到一个男人的声音非常尖细而且有些发颤的时候，就可以判断他的性能量中心的能量水平非常低；实际上，基本上也可以判断出，他的其他能量中心的能量状况也基本如此。

既然如此，如何补救呢？布拉福德上校的建议是：可以下意识地保持声音的低沉，并且试着强化声音的振动质量。布拉福德说道："过不了多久，你声音的低频振动就会使喉部能量中心的运作速度加快。"并且能够通过加速性中心（也就是通过生命能量的身体大门）的旋转，反过来将气或者说气息之能提升到其他中心，并且使喉咙中心充满活力。对于年轻的男士来说，这个练习可以存储生命能量；而对年长的男士来说，这样做会重获生命能量。

跟男士一样，女士身体状况下滑时，声音也会变得更尖且颤。此时，女士也可以像男士那样，"降低"音调，但是不要"将音调降低到较为浑厚的状态"。女士的声音天生就比男士的音调高，应该仍然如此。"而实际上，"布拉福德说，"一个嗓音太过浑厚的女士，如果试着提高音调反倒会从中获益。"

布拉福德上校的西藏之行所遇见的藏族喇嘛在唱颂时都用一种低缓的语调，这种唱颂方式也是他们修行的一个强大工具。"喇嘛们在一起念经，通常能够数小时以一种低缓的音调来念。念经的意义不仅仅在于念经本身或是所念经文的含义，而是通过念经产生声音共振从而对七个能量中心都能够产生刺激作用。"布拉福德上校说道。因为在上校那个年代，藏族僧侣在世界范围内享有盛誉，他们以超低音唱颂的独特能力，使许多西方佛教人士和音乐家心生仰慕。他们的唱颂如此低沉，宛如声音是从地底深处的岩层里发出来的。

喇嘛们的唱颂中，有一种特殊的声音，其功效尤为明显。"如果发音正确，"布拉福德解释道，"它的振动频率会对脑部松果腺产生一个强有力的刺激作用，而松果腺正好与第七个也是位置最高的能量中心相联。"然而，布拉福德同时警告大家，松果腺是无法接受如此强大的刺激的，除非已经能够将意识集中到一种更高的层次上。

这种声音就是"OM"（奥姆——奥——姆——）发音，由于它的能量十分强大，布拉福德警告大家，这种练习虽好，但不要练习过量，练习三四次就足够了，并且，真正的意义并不在于这个词的词义或者这个唱颂本身，而是在于这个发音所带来的振动——发音的能量原理。

在本章中，我们将讲一下声音的能量原理。在前几章中，你会发现都是围绕布拉福德所讲的内容，里面既有藏族的传统，也有一些西方的科学依据，这些不仅支持了布拉福德的观点，也对其观点进行了扩展和延伸。我们将会发现声音——不仅是男性声音，女性声音也一样——不受性别限制，都是一种强有力的工具。我们将会考虑声音的音质、振频、唱颂以及这些因素与东方传统中所讲的轮之间的关联。我们也会探索一下通过调节音调和发声的特殊练习达到治疗的功效，并且我们将会探索一下喉部中心和性能量中心之间的奇妙关系。

首先，我们来做一个简单练习，让声音和这些能量中心产生关联。随后，进一步加强练习。随着继续练习，我们将会获得许多体验来支持这些观点。

如何用发声激活你的能量中心？

佛学大师和印度大师通常将发声和能量中心相联系。

近些年来，西方人将这些理念应用到发声和音乐疗法领域中，并将它们演化成可以实际操作的形式。乔纳森·高曼就是这样的一位音乐家和音乐治疗者，他还是《声音也能治病》一书的作者。高曼坚信人类的声音有着治疗的力量。在他的研讨会上，他教大家如何进行他称之为"发声""发音"的练习，通过元音发音并将其影响传送到各个能量中心。他解释说，通过这种方式可以用你声音的力量使身体的每个部分或每个能量中心得到共鸣。另外，高曼还说，当你发元音时，随着发音方式的变化，你的意识也开始发生变化。如果布拉福德上校看到这些，也一定会赞同的。

下面是乔纳森·高曼发明的、如何用你的声音和一些特殊的元音发音来激活你的能量中心的练习。你可以在每天练习完五式之后，将此作为一个快速的对轮的加强练习。这项练习可能会花费大约15分钟，能够起到显著的放松身体和提升能量的作用。请按照下面的步骤来进行。

• 选择一个安静的、光线充足的房间。

• 选择一个舒服的姿势坐在一个直背的椅子上，双脚微微分开且平放在地板上。最好是脱掉鞋子和袜子；如果戴着眼镜，就把眼镜摘掉；将双手放在大腿上；也可以闭上双眼。

• 用鼻子自然地呼吸数次，直到感到彻底放松。

• 按照每个能量中心的步骤来完成练习（见第4章中每个能量中心的位置）。

通过发声来激活底轮

• 先试着发音。让你的声音尽量地深沉，发Uh音（嗯；［ən］）。发这个音的同时呼气。以正常的说话音量来发这个音，或者更轻柔地发这个音。

• 在你发Uh音的时候，将你的意识集中在位于会阴、腹股沟处的底轮上。当呼气的时候发Uh音，并想象你坐在底轮上。你会感觉到Uh音在你的喉部产生共鸣，并且想象这种振动传到你的脊椎底部的底轮的区域。

• 每次呼气时都做这个发音，持续一分钟的时间，然后停下来放松。通过发声来激活生殖轮。

• 现在将注意力从脊椎下方延伸至第二个轮——生殖轮。这个轮位于阴部或肚脐以下大约8厘米的位置。

• 发Ooo音（欧；［'ne］），发这个音时要比发Uh音时略微高些。试着通过第二个能量中心感受你的阴部的振动。练习一分钟，然后停下来放松。

通过发声来激活脐轮中心

• 找到位于你肚脐上侧的第三个能量中心——脐轮。它从胸骨底部一直延伸到肚脐。

• 呼气时发Oh音（鸥；［əu］），同时将意识集中在这个部位。发Oh音时，在音调上稍稍比发Ooo音时高；可以是平常发声的程度。练习一分钟，然后停下来放松。

用发声激活你的心轮

• 现在将意识提升至心轮，也就是第四个轮，它位于胸部，在肩胛骨和胸腔底部中间。

• 将意识集中在这个中心，发Ah音（啊；［ɑː］），音调略比发Oh音时高。感受这个发音带给胸腔的共鸣。练习一分钟，然后停下来放松一下。

用发声激活你的喉轮

• 你的喉轮，也就是第五个轮，位于你的喉部中心位置。基本上，你可以将整个颈部区域都划归于喉轮。将意识集中在这里，发Eye音（阿——哎；［ai］），音调比发Ah

音时略高。感受发音时喉咙的振动，如同一阵微风拂过，吹动这个轮的瓣叶，感觉其轻轻转动。练习一分钟，然后停下来放松。

用发声来激活你的眉心轮

• 下一个能量中心位于你的两眉中间，通常被称作"眉心轮"（也是第三只眼轮）。呼气的同时发Ay音（唉；[ei]）。想象Ay音在你眉心的能量中心内部振荡。练习一分钟，然后停下来休息。

用发声来激活你的顶轮

• 最后，发Eee音（咿；[iː]），来激活位于头顶部的中心。研究"轮"的专家告诉我们，这个中心如同千瓣的莲花。一边想象一边发Eee音，通过发这个音可以使整个"千瓣莲花"的每个花瓣都转动起来。练习一分钟，然后停下来休息。

这样整个过程就结束了，可能你会感到微微头晕，这是很自然的，需要几分钟平静下来。继续通过鼻子来平静地呼吸。如果你愿意，可以由上到下反向练习，按照顶轮、眉心轮、喉轮、心轮、脐轮、生殖轮、底轮的顺序进行。或者你可以睁开眼睛，环视四周，摩擦手掌，并且站立起来。

当你练习之际，一定要有正确的意图和目的，这点很重要。你下意识的欲念——积极的正面的态度会对你的治愈有着至关重要的作用，高曼尤其强调这一点。他最初教给学生的只是这个简单但是实用的口诀：勤练加意念，效果自然现。试着了解声音振动带给身体和心理上的影响，以从中获得最大的效果。

调节音色：用声音激活身体的一种便捷方式

调节音色是利用声音通过能量中心输送能量的方式，它更加简单，但同样有效。这也是一种自由形态的利用声音的方法。自从劳雷尔·伊丽莎白·凯斯这位在卡罗来纳州丹佛工作的牧师，于20世纪60年代在车间实验时发现了一个自发的一泻而下的和音现象，自此之后的几十年里，发声的治疗功效越来越受到推崇。

单独站在会议室里，凯斯发现他的喉咙和胸部充斥着一种感觉："如同有一股力量在向上蹿，想通过声音释放出来。"这股力量有它自己的意志，当它通过声音爆发出来，汇入千千万万个声音当中时，就如一只久困笼中的小鸟，"笼门一旦被打开，马上展翅冲入云霄，也像是泉水从地下喷射而出"。与其说是她的嗓音，不如说这是她身体发出的声音，仅在此时，通过意识的指引和感情的引导而最终得以自由的释放。"每次我调节发声之后，"凯斯解释说，"我都会感到非常愉悦，充满活力，这是一种前所未有的感受。这可以清理整个身体，释放紧张和压力。"一位精神学家告诉凯斯，声音如同在她的子宫周围做旋涡运动，将来自大地的磁流通过双脚和双腿吸进身体，升华成螺旋状的能量流，然后通过喉咙释放出来。

凯斯说，发声可以帮助身体由内而外调理、康复。直到1983年去世之前，凯斯都一直致力于教人们如何通过发声来达到自我治愈的目的。为了我们的健康，应该天天进行"发声练习（浴）"，让我们的声音可以"自由表达"。

通过发声练习来进行自我疗愈

发声练习是可以在每天练习完五式之后进行的一项练习。你可以在练习完五式后常规练习（"激活能量中心的练习")或每隔一天练习一次。这项练习最好是在一个人的时候，以站立姿势练习。毕竟你是在做一些非常规的发音，最好是能够在一个能让你感到安全和私密的空间里进行。

按照以下的步骤来进行发声康复练习

• 两脚分开，呈笔直站姿，闭上双眼，但是保持意识清醒。

• 注意自己的一呼一吸。

• 接受你身体想要通过声音表达的念头。你要让自己相信这不是无聊、愚蠢或是难堪的，就把这个当成实验吧。

• 可能你的身体有种想要叹息的感觉。试着做一个长长的叹息，好像从脚向上一直到后脑勺，全身都参与了叹息，让声音任意回荡、起伏。在发声练习中，是没有规矩约束的。

• 可以让声音自由驰骋，或高亢，或安静，或粗糙，或细柔，或动听，或刺耳，任其发挥。这种自由的声音将会用能量充分扫清你的轮并且用声波清理它们。在进行了几分钟的发声练习之后，你很有可能会发出一声叹息。

以下是另外一种发声练习。在这项练习中，让你的声音变得像汽笛一样，用这种声音将你的身体进行清理。在练习时，可以直接模仿汽笛声。

• 双脚微开，身体直立，闭上双眼。

• 开始时先低声发音，然后，慢慢将音调升高，一直达到自己嗓音的最高点。

• 再慢慢地降到你能发出的最低音。练习时，想象你正在用声音清扫自己的身体以及各个能量中心。最低沉的声音将会清扫位于躯干下部的底轮。

• 然后，再次将声音慢慢上扬，想象声音会经过各个能量中心一直到达你的顶轮。当其到达顶轮之时，声音本身也就达到了其最高音调。

• 然后，再慢慢将音调降下来，同时想象声音在体内又由上到下清理了一遍，回到了双脚。

• 完成练习之后，坐下来休息几分钟。

凯斯不仅将发声练习作为一种自我修复的方法，还发明了"身体-声音汽笛式扫描"，这是在当今被音乐治疗师们经常采用的一种方法，他们把运用自己的声音作为为病人诊断的一种工具。治疗师开始发声扫描，运用自己的声音来扫描病人身体中的能量状况。凯斯说，每种疼痛都有一个特别的调子，"当我的声音从某个特定部位反射回来之后，我就能够了解"。凯斯将这种感觉的特征描述为"黏而稠的"。

然后，病人再将注意力集中在治疗师确定的病痛部位，治疗师将会有节奏地控制其针对该身体区域的声音，"直到身体产生叹息的感觉"（就像凯斯在前面描述过的），这就是提示，病人体内该处的拥堵已经被疏通。针对病人的头部问题，她采用一个高亢的音符来进行声音扫描。

布拉福德上校当然会同意凯斯的基本观点，他认为：一个人声音的状况将会高度反映他本身的状况，不仅是健康方面的状况，还包括整体情况。我们的说话、每个小时的状态，正是这些点滴汇成了我们的生活。

唱颂对激活能量中心的力量

布拉福德上校讲到唱颂这个话题之时，他用mantram这个词来表示发声的祈祷——将这些声音或念词当作一种积极的个人肯定。在佛教和印度教的传统中，mantram是由冥想大师精心为学生挑选的声音组合，可以频繁地进行重复。对于许多西方人来说，可能最熟悉的一个唱颂语就是来自佛教的OM mane padme hum［嗡（ōng）嘛（má）呢（ní）叭（bēi）咪（mēi）吽（hōng）］。正如前面提到的，布拉福德上校注意到藏族僧侣们唱颂时的发音非常深沉，其中也包括OM唱颂（发音是Oh——h——h——M——m——m——m——m）。

在印度的印度教传统中Aum——也就是西藏的OM在印度语中的写法——这种发音有一种非常强大的宇宙回响。这是一个意义深远的神圣的声音，是宇宙万物根源的音节或宇宙本身的bija（梵语，种子的意思）。并且自从佛教经由印度传到西藏之后，Aum就是每个西藏教派学习的核心，它的三个因素（A-u-m）分别代表意识的三个基本状态：醒、梦、沉睡。Aum，作为一个整体，代表着对宇宙万物的意识。正如一位印度诗人泰戈尔的描述，"Aum是代表苍穹、代表完满、代表永恒的象征词"。这就帮我们理解了为什么布拉福德上校向他的喜马拉雅俱乐部的成员推荐这个练习作为向更高意识形态迈进的一个步骤。

通过练习唱颂来刺激能量中心

可以通过一个简单的练习让其发挥作用。像其他的练习一样，这个练习也可以在每天完成五式练习之后进行，可以作为发音系列练习的一部分。

• 端坐在直背的椅子上，双脚平放在地板上，中间保持适当距离。最好是脱掉鞋子和袜子；如果戴着眼镜，请把眼镜摘掉。

• 将双手放在大腿上。如果愿意，也可以将双眼闭上。

• 用鼻子自然地呼吸数次，直到感到放松下来。

• 将意识集中在底轮。呼气时发Lam音（莱——阿——姆；[læm]）与Guam（古——阿——姆；[gʹwaːm]）押韵。呼气的同时发出这个音。

• 然后，将意识转移到位于阴部的第二个能量中心。

呼气的同时发Vam音（呜——阿——姆；［væm］）。重复练习12次。

- 然后是腹腔神经丛中心，练习Ram（若——阿——姆；［ræm］）12次；针对心脏中心，发Yam（耶——阿——姆；［jæm］）12次；针对喉部中心，发Ham（嗨——姆；［hæm］）12次；针对眉心，发OM（Oh——h——h——M——m——m——m）12次。

对于头顶中心没有特别的发音练习，因为它综合了其他6个相对较低的能量中心。当你完成了这一系列的练习之后，试着练习整套唱颂（OMmane padme hum）［嗡（ōng）嘛（má）呢（ní）叭（bēi）咪（mēi）吽（hōng）］。发音时越深越好，所有的音节都要在一次呼吸时念完。重复练习5次，然后放松。

轮瓣与梵语字母发音

读到这里，你一定想知道声音是如何作用于能量中心的。你的声音可以对轮产生一种治愈或者促其变化的效果，并且通过轮作用于你的意识和身体，这其中的秘诀就在于梵语字母。

我们知道对于七个轮来说，每个轮的瓣的数量是各不相同的。底轮有4个瓣，生殖轮有6个，脐轮有10个，心轮有12个，喉轮有16个，眉心轮有2个（但每个瓣叶都有48个微型小瓣，如此说来，这个能量中心也有96个瓣），顶轮有1000个瓣。我们也知道，如果我们能够看到这些轮的标准图片，那每个这样的瓣上都有一个梵语字母。这是什么意思呢？

梵语，从广义上讲，是世界上最为古老的也是卓越而神圣的语言，并且无数的唱颂都源自这种语言。梵语字母共有50个，每个字母都有一个特别的发音。前6个轮的瓣的数目之和也恰好是50，每个瓣用一个梵语字母/发音来标示。梵语专家维亚斯·休斯顿是纽约沃里克的美国梵语研究中心的主任，从事梵语教育工作已经有20年之久了。根据他的说法，50个梵语字母/发音从本质上创造、形成并且激活了从底轮到眉心轮的6个轮的50个瓣，这也就是声音如何作用于能量中心的原因所在，作为一个公开的秘密，梵语的元音和辅音都被标注在6个轮的每个瓣叶之上。你的轮蕴含着声音。

在梵语的字母发音中，声音即是轮瓣和轮本身。例如，在梵语中，底轮的瓣的名称读音分别是Vang（唤）、shang（商）、kshang（韶）、sang（桑）；生殖轮中心的瓣叶读音分别是bang（绊）、bhang（梆）、mang（芒）、yang（杨）、rang（阮）以及lang（岚）。这就意味着，当你发这些音时——更准确地说，当你通过恰当的发音技巧来吟颂这些音时，你正在发出真正创造某个轮的瓣的声音。从能量的层面上讲，当你发vang（唤）、shang（商）、kshang（韶）以及sang（桑）音的时候，你正在使底轮的四瓣叶结构得到调整和放松，这就是为什么有一些人想通过唱颂梵语发音来激活轮的原因所在。

这些非凡的知识帮助我们更好地理解布拉福德上校为什么告诉他的学生们一个活跃、深沉而又强有力的声音是何等地重要。现在我们也知道了喉轮可以对其他四个位置更低的能量中心的旋转以及能量的质量有着非常强大的影响。

七彩的轮：用色彩感受你的能量中心

除了有特别的发音之外，每个轮也与一种特定的颜色相联。底轮中心与红色或深红相联，生殖轮与橙色相联，脐轮与黄色相联，心脏中心与绿色相联，喉轮与蓝色相联，眉心轮与靛色相联，顶轮中心与紫色相联。通过将每个中心与某种颜色产生关联，你能够用另一种方式体会轮的能量。

这里有一种针对轮的冥想练习，在练习过程中将会用到颜色的元素。你可以在每天练习完五式之后进行这项练习。大约需要10分钟，它既有放松的功效，也是收敛能量的过程。

类似于前面所讲的"如何用发声激活你的能量中心"的练习模式。可以按照以下步骤进行：

• 选择一间安静、光线充足的房间。

• 端坐在直背的椅子上，双脚平放在地板上，中间保持适当距离。最好是脱掉鞋子和袜子；如果戴着眼镜，请把眼镜摘掉。

• 将双手放在大腿上。如果愿意，也可以将双眼闭上。

• 用鼻子自然地呼吸数次，直到感到放松下来。

• 按照每个能量中心的步骤来完成练习。

给底轮上色

• 想象第一个颜色，红色。当呼气时，想象你呼出的气体是红色或深红色的。将意识集中在位于会阴部腹股沟处的底轮，并且想象这种颜色从腹股沟处传遍全身。

• 每当呼气时，就如同你在用深红—红色喷洒你的底轮，感受这种明快色彩带来的温暖。

• 用这种方式，将这种颜色吸入你的底轮。这个过程持续一分钟，然后停下来休息、放松。

给生殖轮上色

• 然后将注意力沿着脊柱上移，集中到你的第二个能量中心上。这个能量中心位于你的耻骨附近，也就是肚脐以下8厘米的位置。

• 想象橙色布满你的耻骨区域，包括身体这个区域的前后两侧，想象你正在将橙色涂遍身体。

• 每当呼气时，想象将这种颜色带到这个能量中心。感受这种明亮色彩的温暖。

• 用这种方式，将这种颜色吸入你的生殖轮中心。这个过程将持续一分钟，然后停下来放松。

给脐轮上色

• 找到位于肚脐部位的第三个能量中心，这个能量中心为脐轮，它占据着从胸骨底部到肚脐中间的位置。将你的意识集中在这里，同时想象明亮的黄色。你可以想象你已经将太阳吸纳进了腹部，温暖的太阳正在体内发光、发热。它的光芒照射着你的整个腹腔，前胸和后背都能够被照耀。感受这种明亮颜色的能量特质。

- 随着每次呼吸，将这种颜色带到你的脐轮中心。这个过程持续一分钟，然后停下来休息。

给心轮上色

- 现在将你的注意力提升至心轮。这个中心位于胸部，在肩胛骨和胸腔底部的中间位置。每次呼气时，想象你的胸腔、前胸和后背都充满了绿色。感受这种颜色所带来的平静和均衡的感觉。

- 随着每次呼气，将这种颜色带到你的心轮。这个过程持续一分钟，然后停下来放松。

给喉轮上色

- 你的喉轮位于你的喉咙中心部位。基本上，你可以将整个颈部都作为喉咙中心。将意识集中在这里，想象蓝色完全布满了你的颈部，从肩膀上部到头部下方都是蓝色。这种蓝色是深蓝色。

•每次呼气时，将你的喉部中心洒满这种冷静、祥和的蓝色。

•用这种方式，将这种颜色通过呼吸带入你的喉部中心。这个过程持续一分钟，然后停下来放松。

给眉心轮上色

•下一个能量中心位于两眉中心，这也是为什么它通常被称为"第三只眼轮"的原因。每次呼气时，想象你的双眼中间布满了靛蓝色。

•用这种方式，将这种颜色随着呼吸带到你的眉心轮。这个过程持续一分钟，然后停下来放松。

给顶轮上色

•最后是位于你头顶的顶轮，想象这个中心充满了浓浓的紫色。当你呼气时，将紫色带入你的顶轮的1000个瓣上。

•持续一分钟，然后停下来放松。

这样就完成了给能量中心上色的练习，你可能会感觉到轻微的头晕。自己的身体从下到上的色彩正好是一组彩虹色，这样你会在感觉上对七个轮各自有一个更加直观、更加亲切的联系。

继续用鼻腔平静地呼吸。如果你愿意，可以按照相反的顺序来练习，按照从顶轮、眉心轮、喉轮、心轮、脐轮、生殖轮、底轮的顺序再次进行色彩想象。或者你可以睁开双眼，环视四周，双手揉搓一下，然后起身站立。

进行上述练习，可以增强五式的功效，并能够收到更多的益处。

能量形象化冥想

西方许多新式的轮教育者鼓励他们的学生与自身的能量中心之间通过声音、颜色以及形象的因素（见下面表格）建立一种"对话"关系。我们已经举例说明过，当你

声音、颜色以及轮的形象

轮	声音	颜色	形状	元素	动物形象
1. 底轮	Lam	红色	方形	地	大象
2. 生殖轮	Vam	橙色	新月	水	鳄鱼
3. 脐轮	Ram	黄色	三角形	火	公羊
4. 心轮	Yam	绿色	六芒星形	风	鹿
5. 喉轮	Ham	蓝色	泪珠	空	—
6. 眉心轮	OM	靛色	—	—	—
7. 顶轮	—	紫色	—	—	—

将注意力集中在每个轮的声音或颜色方面时，你能够收到的效果。现在，让我们继续延伸考虑一下其他的因素吧。

根据标准的说法，以底轮为例，它有4个瓣叶，与红色相关，并且与嗅觉相联，在梵语中的音节是Lam（位于其中间）。其几何特征是一个黄色的正方形或立方体，它的动物形象是有七根鼻子的大象，并有七位神灵护佑，其中有巴拉·梵天和萨克尼·沙克提这些位列梵天神灵、万灵之灵、女神以及宇宙能量之母众位神灵下层的神灵。其整个形象化作身体该部位以及这种意识状态的能量特征的一种轮场。

在冥想中可以运用这些因素。例如，你可以想象在你的底轮里存在一个方形，然后通过呼吸将你的注意力集中放在上述因素上。此时，你一定要记住，这些形象的成分可能代表真正通往整个中心的能量场的大门。尽管很难准确理解这其中的意思，但轮的知识告诉我们，当掌握了某一个轮的基本能量和能量流的情况时，你就会重新感知这些生命场。你会感激那些神圣的精神形态在宇宙中的存在，也就是说，男性和女性都能够感知的至高无上的意识状态。

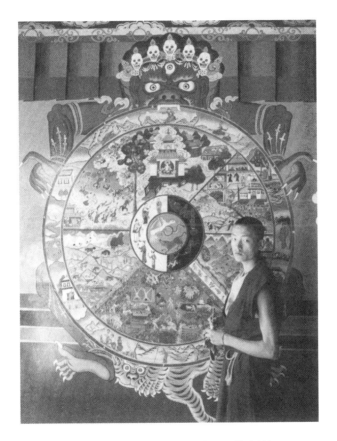

一幅生命场轮回图以及绘制该图的藏族僧侣

　　场——通常被用来作为冥想时的聚焦点——它是宇宙、万物以及完满的象征和轮回的形象。

　　此图由托马斯·L.凯利拍摄于西藏；生命之轮的映像，由纽约阿比维勒出版社出版（1993）。

一位西藏佛教学者告诉我们："在冥想过程中，身体本身就成为一个场，在身体内部又存在着无数个更小的场，因为每个中心都是一个场。"格纹达建议当在冥想中使用这样一个轮场作为焦点的时候，你应该将自己想象成这个图像的中心，就像神灵本身的化身。这种形象代表着可以达到一种更高层次的意识境界或者说"完美佛陀之境"。

通过这种方式，在你的身体以及意识里，轮以及它们的场的形象包含着一种宇宙——精神宇宙。既然这是有形的力量和不朽的精神存在，自然是你了解得越多，就会将更多这种纯净的能量带进身体，它们将进入你身体的细胞之内。就像布拉福德上校所讲的，当你知道自己正走在一条更长、更有活力的生命大道上时，你怎能不感到自己更加年轻、更加活力四射呢？

轮场冥想

让我们开始其他轮的冥想练习吧。你可以将这套练习作为每天完成五式练习之后一个快速的轮的练习。记住要按照每个能量中心的步骤来进行。大约需要10分钟，整个过程会非常放松，并且能够为身体补充能量。

- 选择一间安静、光线充足的房间。

- 端坐在一把直背的椅子上，双脚平放在地面上，中间保持适当距离。最好是脱掉鞋子和袜子；如果戴眼镜，请把眼镜摘掉。

- 将双手放在大腿上。如果愿意，也可以将双眼闭上。

- 用鼻子自然地呼吸数次，直到感到放松下来。

针对底轮的冥想

- 先从底轮开始，呼气的同时想象一个黄色的立方体。这个立方体有六个面，每个面都是正方形，所有的面都是黄色的。看能否想象着让自己进入这个黄色立方体。随着呼吸，不断地将黄色存入这个立方体，这个立方体就是地元素的象征形态。

- 现在转而想象一头大象的形态，想象你的黄色立方体被放在大象的背上。感觉这头大象是如何强壮、这个立方体是何等稳固。

- 继续进行这个想象，持续一分钟，每呼气一次，就加强一次。然后放松，忘掉这些影像，停下一切活动，静静地呼吸。

针对生殖轮的冥想

• 现在将意识转向位于耻骨部位的生殖轮。随着呼气，想象你坐在一个弯弯的白色的月牙上（如同一个半圆形的吊床）。这就是水元素的象征性颜色和形状，它随时充满各种感觉，或静止，或流动，或瞬息万变。

• 现在想象在这钩皎洁的弯月下面游过一条鳄鱼。这条鳄鱼并不危险，它的存在正映衬水的流动。从传统意义上讲，印度教的冥想大师会想象一种半神话式的叫作"makara"的水生动物，在此，鳄鱼就是从这种形象演化而来的。当你将意识栖息在这钩弯月上时，充分感受水元素流动的特质。

• 将这个想象持续进行一分钟，随着每次呼吸，加强想象的画面。然后放松，忘掉这些影像，停止任何活动，静静地呼吸。

针对脐轮的冥想

• 针对脐轮，想象一个向上放置的红色三角形。随着每次呼吸，加强这种想象，这是一个红色的、形状如金字塔般的三角形。这是火元素的象征形象。

• 现在让意识去想象一只山羊或公羊的形象，这就是传统中与脐轮中心相关的动物。灵活、奔放甚至好斗的公羊就象征着这个中心的太阳般的能量或者说火焰燃烧般的速度。

针对心轮的冥想

• 现在轮到心轮了。当呼气之时，想象一个绿色的六芒星形。这是由两个三角形一上一下交叠在一起组成的一个六边形。六芒星，不仅仅是作为犹太人的主要象征物，也代表着心脏的平衡功能。试着想象自己坐在这个六芒星里面，这时自己的位置既像是朝向顶尖又像是面向底面。因为其中的一个三角形像金字塔一样顶尖向上，另一个三角形则像一个倒立的金字塔。

• 现在想象一头鹿，脚步敏捷的鹿正是风元素的象征动物。我们的想法往往是来了又去，正像是在灌木丛中飞速穿梭的鹿。

• 继续进行这个想象，持续一分钟，随着每次呼气，让想象的画面更为清晰。然后放松，忘掉这个画面，停下所有的活动，静静地呼吸。

针对喉部中心的冥想

• 针对喉部中心，我们进入空间或大气元素的范畴。呼气的同时想象一个灰蓝色泪滴，仿佛看到一滴水珠即将坠落。想象你坐在这个蓝色的水滴之中，里面宽阔无比，也空旷无比。

• 继续这个想象，持续一分钟，随着每次呼气，让这种想象更加真切。然后放松，忘掉这些画面，停下所有的活动，静静地呼吸。

至此就完成了与轮有着象征关联的五种元素的冥想过程。顶轮和眉心轮没有相对应的元素，因此，它们所呈现出来的能量状态超越了由五种元素组成的重力作用。从某种意义上讲，在你进行轮系列冥想的过程中，注意力和意识的控制以及想象的过程正是受到眉心轮的统筹安排。

轮的形状和元素的归因问题在不同的文化体系中有着各不相同的解释。从技术层面上讲，西藏人认为只有五个轮。他们将第二个和第三个能量中心合二为一，并将眉心和头顶能量中心并为一个。印度的印度教理论中包括所有的七个轮。本章中的练习也是基于七个中心的基础之上的。部分原因是，由于印度文明是西藏佛教及其教义的根源，也因为大多数当今的西方轮教育家都是认可七个中心的说法的。

用声音触碰事物本质

在本章的结尾，我们来讲一下关于声音和振动的性质方面的常识。万物皆有振动，或者，按照古代印度教的说法，叫作"纳达梵天"——世界即是声音。万物乃至空无都是振动着的声音。上帝，或者梵天，这些宇宙中最为原始的造物主或力量都是当前的声音以及"一个人以及所有生灵的内在意识"，音乐学者乔尺姆–欧内斯特·白若迪特这样说："万物单独的、最初的声音——万物本身的声音，是纳达梵天。"

从潜在意义上讲，许多事物都是能够用听觉来感知的。玫瑰开花的过程，通过一个声学照片波谱分析发现，它的声音如同管风琴一样嗡嗡发响。从论证的角度上讲，单独一根玉米秆也能发出声音。原子也具有单独的共鸣声音，同时原子汇集组成了分子，而这些声音汇集在一起就如同和音。原子就是一个微小的音符，而一块石头则是凝固的音乐。自然万物都存在于一个巨大的振动的音谱之中。"这是一首生命的绝妙歌唱，是一首规模宏大的合唱，数不清的声音汇集成一首壮阔的乐章，这部绝妙的和谐之音是完全超乎人类想象的。"白若迪特说道。

声音能够刺激物质，不仅如此，它还能塑造物质。在20世纪60年代，瑞士科学家汉斯·詹尼就用无可争辩的事实论证了声音可以塑造物质并且影响其结构这个观点。詹尼采用电子声音振荡器和一种复杂的照相设备，证明了声波是物质的基础形态——这是一种叫作"Cymatic"的新领域。他拍摄到了声音、音乐以及嗓音在瞬间对散布在金属盘上的各种物质（沙子、铁、锉屑、石松末、水、水银）的形态变化的影响。詹尼小心翼翼地对那些对称的、几何形态堪称完美的结构以及优雅的声音场进行了分类，这些影响来自上千种不同频率、不同节奏的声音组合，从单一的音调到声音间歇，再到复杂和谐的音乐乐章，这些都是通过金属盘传导给上面各种物质的。

随着声音频率的增加，其所产生的形态也越来越复杂。詹尼拍到的这些令人惊异的、形状酷似印度教和佛教坐禅时所用的线形图案的照片，是一种在冥想时用到的由几何图形组成的图案，类似于经常见到的轮的图形，或是陆地的构造图或者是一个错综复杂的肝内血管系统图，而在他的实验中，某种特殊的声音响起之前，金属盘上的东西还是保持原来的排列顺序的。詹尼认为，各种自然结构的器官包括人体组织、细胞以及脏器官，一定会在深层意义上受到音波频率的影响。他认为Cymatics是用声音疗法治愈疾病的关键。

这种建议在20世纪70年代得到了英国整骨疗法大师盖伊·曼纳斯医生的采纳，他创造了一种独特的Cymatic仪器，这是一种手握的与肌肤接触的仪器，可以向人体传导在60赫兹到30000赫兹范围内的具有疗愈功效的声音。按照曼纳斯的Cymatic模型原理，疾病是由于体内基础振动的发声失衡所导致的。这种所谓的整个身体振动是无数个相连并蒂的组织、器官以及分子的振动。也就是说，人体就是一个巨大且复杂的声音共鸣器，是由许许多多生物系统的八度音阶组成的一部乐章，如果这种声音和谐、悦耳，那就说明这个人的身体处在最佳的健康状态。

曼纳斯说，通过调节身体本身的发声可以达到保持健康的目的。当我们的心脏、肝脏、脾、骨骼以及肌肉的发声分别都和谐的时候，我们的身体才会脉冲和谐、健康无恙。"但是，如果身体任何部位的振动发音走调，我们的身体就会出现问题，直到通过Cymatic仪器来重造那些必要的和音音符来重塑某个器官的内在发声。"曼纳斯这样解释道。他和其他少数几个Cymatic治疗专家已经成功地治疗了像骨折、关节炎、肌肉损伤、抽筋、椎间盘膨出、纤维组织炎以及风湿等疾病。但是20年过去了，他仍然觉得这个领域还处在婴儿阶段。

通过声音、振动以及嗓音，我们能够触碰到这个世界最深层次的秘密，所有这些都帮我们认识到布拉福德上校所讲的关于声音的能量原理的重要性，帮我们理解如何通过声音激活轮，如何通过发音、颜色以及其他元素增强五式的功效。

附 录 一

练习五式的人们的体验

劳拉·德克赛

在这个附录中，你将会看到很长时间以来，与我有过交谈的五式练习者的经历。每个人的故事都各不相同，结果却十分相似：对于定时练习的人们来说，五式让他们恢复健康，找到活力，使他们精力充沛，并且获得一种幸福感。

年过七旬尚年轻

治疗医师苏丹尼·巴恩斯带着她72岁的母亲亨内特·斯莱特到多伦多参加圣诞节活动。在这个特别的日子里，她们在多伦多城里步行观光游览了七八公里，然后还安排在酒店的健身中心进行锻炼。斯莱特女士自从两年半以前收到女儿送她的《秘源①》，她就开始了五式练习。她的经历就是一个典型的案例，证明了练习五式的确能够从各个方面提高生命质量。

这位来自爱荷华州迪比克市的斯莱特女士说："练习五式带给我的体验，真是让我印象深刻。于是我又买了很多本，送给了我的其他8个子女还有朋友。我是一所乡村卫生中心的健康教育协调员，我向大家展示了五式带给我的减肥效果，这也是保持健康生活的一种很好的锻炼方式。"

到了亨内特·斯莱特这个年纪，绝大多数人都感觉自己变得迟钝起来，这可由不得自己愿意或不愿意。但是内特（朋友对她的称呼）却不是这样。她一直保持着忙碌的状态。她在一家当地诊所任职，还有一套有10个房间的房子需要打理，有教堂的活动，还有各种社区活动需要参加，她忙得不亦乐乎。"生活里自从有了五式，我感觉生命更加充满活力了，"她说，"15年前，我的背部受过伤，我的女儿苏丹尼曾经教了我一些热身练习，但对我来说效果远远不如五式。我早就开始觉得自己一天天更加年轻了，对自己的外表也非常满意，而且，更为重要的是，我感到非常幸福。我每周工作4天，忙着做营养咨询和针对老年人的健康生活教育的讲座，虽然我跟我的很多听众的年纪都不相上下，但我觉得自己并没有像他们那么老。"

斯莱特女士身高1.68米，体重55千克，外形整洁、干练。她每天早上5：00起床，起床后，先进行冥想，再练习五式，给自己加满能量、注入活力之后，她牵上小狗到房子前面的小树林里散步，每次走大约一公里的路程，风雨无阻。到了晚上，她还会跟她的小狗一起散步一公里。在她工作的健康中心，她经常为各种病人服务，但在过去的几年里，她自己却从未生过病，连感冒也没有得过。她的背部伤病再也没有复发过，甚至她的家族遗传的关节炎也没有降临到她身上。"我坚信这些都是五式的功劳，"斯莱特女士说道，"每天练习五式，让我发现日渐衰老这种模式在我身上并不适用。不过要严格按照计划来练习，也正因为我每天都在练习，才能够获得这样的效果。"

丹·汉威勒今年76岁，他的妻子一直让他坚持和自己一起练习五式，如今，他发现正是此举让他们的生活变得更加轻松、美好了。"最初我是充满怀疑的，开始练习五式仅仅是因为海伦，"丹说道，"是海伦软磨硬泡劝说

293

我去练习五式的，并且教我以正确的方式来练习。6个月之后，我开始自愿地想练习了，因为我真正体会到了身体的变化——关节不再疼痛了，精力更加充沛了，最重要的是，我的朋友都说我看起来年轻了许多。其中有个人告诉我，我还是他在五年之前见过的样子。"

"让我讲讲这对我们的生活产生了多大的变化吧，我都等不及了。"海伦说，她今年68岁，"以前经常困扰我俩的关节疼痛和关节僵直的问题都已经消失了。我竟然又恢复到了18岁时的身材。人们都经常用'风风火火'来形容我，令我高兴的是，现在我的身体和状态都没有走下坡路。比起以前，我的精力更加充沛，我俩都找到了一种新的幸福，这种幸福既是身体上的，也是精神上的。当周围人夸赞丹的外表时，他会非常开心，而且，我注意到他走路的状态也跟以前不同了，脚步更加轻快。我想我们看起来更年轻也是因为我们的精神面貌变得更加年轻了，这样的精神面貌来自自身更好的感觉。我只知道，我们会一直按照《秘源①》的建议来练习，直到我们死去为止。比起生命的长度，我们更看重生命的质量。"

"并且，"丹补充道，"是五式令我们的生活发生了巨大的变化，这种变化简直是翻天覆地的。"

☾★

乔治和林奈儿·罗伯特俩人都是60岁，他们住在俄勒冈州山里的一套小房子里。乔治在一家大型生产型企业里全职做管理工作，林奈儿从原先工作的慈善机构退休了，但她仍不忘照看乡间受伤的鸟儿、走失的小狗、流浪的小猫。这些日子以来，她整天被各种事务缠身，照看动物，收割他们的大片牧场，还要打理一个小菜园。在发现五式之前，林奈儿和丈夫都对生活感到不甚满意。她在1988年时腿部骨折过，走路需要拄拐棍儿，并且膝盖患有严重的关节炎，以至于经常摔跤。有时候，她经常腿疼得睡不着觉。她还患有慢性鼻窦炎，也因为曾经抽烟而经常咳嗽，并且体重超标。乔治在1984年做过心脏搭桥手术，此后还一直受到心脏问题的困扰，还患有糖尿病。

他们的女儿非常担心他们，看到《秘源①》的介绍之后，就说服林奈儿去买一本。她告诉妈妈："毕竟价格又不贵，不管怎样，可以买来试试。"当乔治从医院回来时，这本书已经到了，他马上从头到尾读了一遍，然后夫妻二人就开始照着书上的说明来练习了。当时，二人都仅仅能将每个体式练习三四次而已。

随后，夫妻二人就将五式练习纳入了日程。这是他们俩唯一一项有规律的练习。此后乔治每次去见他的医生，都会看到报告单上的"标记"越来越少，在最近几次检查中，医生说乔治的心脏状况非常好，他的动脉情形要远远好于同等情况的其他人。医生告诉他说，许多人需要在10年以后进行二次手术，但是他并不需要。

林奈儿也开始注意到自己健康状况的改善。她发现自己能够坐到地上然后再站起来，完全不用别人的帮助。她长期以来的鼻窦炎再也没有复发过。她的呼吸状况也改善了很多，不怎么咳嗽了。在开始的两个月内，她减掉了9斤，在第三个月里又减了5斤。她能够正常走路了，虽然还是行动缓慢，却不再摔跤了。如果在夜里关节疼痛复发，她就起床将每个体式练习几次，疼痛就会得到缓解。

五式已经成为林奈儿和乔治生活中必不可少的一部分，林奈儿认为它们是上帝的恩惠。"对于其他形式的锻炼，我们从未坚持下来过，"林奈儿说，"但是，请相信，我们的确也曾经尝试过，我们还为此买了一部划桨器和一部脚踏车。我认为五式不仅仅是身体上的锻炼，同时能让意识更加集中，也能够调节我的情绪，维持我的精神状态。这一点曾经得到过验证，在1994年的4月份，我失去了儿子，陷入了深深的悲痛之中，什么也不想做，五式练习也停了下来。儿子的离世对我简直就是个致命的打击。但是，随着后来重新开始的五式练习，渐渐地，状况就开始发生了改变，我开始重拾精力，思维开始变得清晰，并有了想要继续活下去的动力。我重新找回了身心平衡的感觉，每天练习完之后，都感觉自己能足够坚强地来应对我生命中的各种事情。"

"我相信这些西藏僧人发现了我们都需要的东西，"林奈儿继续说道，"他们最初也许只是研究怎样照顾自己，但是现在，我非常高兴地看到他们的秘密已经被公开了。五式也帮我认识到，乔治和我即使步入老年也不必变得体弱多病。"

帮助达到身心平衡

对于南希·布朗来说，五式所带来的身体改变和精神改变同样多，南希的生活中离不开身心的坚强扶助。在一家公司里供职了20多年之后，在1991年，她下岗了，那年她62岁。这对南希的自尊心以及生活都是一个致命的打击，离了婚又需要独自抚养孩子，她不得不重新另谋职业。

"当我被解雇的时候，我非常沮丧，巨大的压力和紧张又引发了我从小就有的哮喘病，"南希解释说，"我经常喘不上气来，几乎连路都走不了。"

南希的哮喘和沮丧的情绪似乎是结伴而来的，她变得孤僻，躲在公寓里不肯出门，甚至连电话也不想接。医生给她开了大剂量的药物，包括一个鼻腔喷雾、三台空气过滤器，需要每天使用4次，以及一种口服强的松和一种类固醇，这种药物让她的体重迅速飙升了32斤。类固醇的另外一种副作用就是造成关节软骨的损伤，南希服用的这些药物使她的臀部和腿部都出现了严重问题。

后来，她听说了《秘源①》一书，向来对健康知识充满兴趣的她就买了一本。读完之后，深知自己正处在健康危机之中，她便开始了五式的练习。

"最初，把每个体式练习3次都觉得困难，但是我坚持尝试，渐渐地就可以做到更多的次数了，我的感觉变得越来越好。"南希说，"这对我很有效，我的身体状况改善了很多。我也开始乐意出门了，并且发现周围的人也很乐意见我。我感觉越来越好，渐渐不再感到沮丧了。"

开始练习五式之后的两年里，南希再也没有因为哮喘病复发而进过急诊室，而在这之前，急诊室是她时常光顾的地方。更值得一提的是，她几乎可以停止服用所有的药物了。现在她已经不再服用类固醇药物，在她所居住的纽约蒙纳特·科斯克，只有当空气湿度和过敏原达到最大状况的时候，才偶尔需要开一下空气过滤器。她已经找到一份非常理想的工作，在福斯特义祖父母项目中志愿为有特殊需要的孩子做义祖母。

南希在练习五式之前还有一个长期困扰她的问题：她的背部受过伤，有一次支气管哮喘发作，剧烈的咳嗽使她扭伤了上背部，在一次下台阶时摔倒又弄伤了下背部。她需要每周去看一次脊椎指压疗法医生，而这只能维持一种令她能够勉强承受的状态。很多个早晨，她的背部又僵又疼以至于无法起床而只能滚到地上。"现在，我再也不用去做脊椎指压治疗了，"南希说，"如果起床时发现脊背有点僵直，我就马上做一下五式，然后整天都会感觉非常好。我可以轻松自如地活动，能够更好地照看那些三四岁的孩子。"金发碧眼的南希，身高1.57米，如今体重恢复到了109斤。

采访过南希的几个星期之后，我收到了她的来信，内容如下：

亲爱的劳拉：

自从上次跟你交谈之后，我一直在思考关于五式的问题，并且很想跟你分享我是如何知道五式对我有效的。

有一次，我在想，所有的效果是不是仅仅只是心理作用呢？由于我一直坚持相信五式是有效的。后来我开始了在福斯特义祖父母项目的服务，我喜欢跟孩子们在一起的工作，也发现这很累人，所以，我决定每天多睡半小时，取消了早上练习五式的安排。

还没到一周，我的背痛便又复发了，沮丧感又找上门来。我的哮喘也有发作的趋势，我不得不加大用药剂量。除了我工作中接触的孩子和我自己的家庭，我对其他一切事物都心怀愤恨。虽然我表面上掩饰得很好，但在内心里的确是充满了愤恨。

一天早晨，我早起了半小时，便又练习了五式，那天我的背部疼痛缓解了很多，于是我又开始继续练习，一周之后，我的哮喘也得到了控制，两周之后，我又能够减少服药量了。我不再感到沮丧，对自己、对生活、对周围的一切都充满了感恩。我感到幸福、平和。

我绝不再放弃五式练习了，一天也不会了，因为我已经证明给自己，五式的确对我意义非凡。

您真诚的，南希

治愈了关节炎并使生活更加轻松

毋庸置疑，五式对格拉迪斯·若根一定是有效的。格拉迪斯比南希小4岁，在62岁那年，她因为骨骼问题准备退休。那时候，她双侧膝部关节炎，经常疼痛难忍，尤其是夜里疼痛更加剧烈。她经常瘸着走路。她的血压、胆固醇、血糖的指标都居高不下。她的老母亲年事已高，正需要她的照顾，格拉迪斯却自顾不暇，很难有精力去照顾母亲。

一位朋友送给她一本《秘源①》，但是格拉迪斯却把它原封不动地放到了一边。几个月之后，她不经意间瞥见了这本书，于是在前往曼哈顿市区中心的百货商店工作时，她随手带上了它，准备在地铁上阅读。读过之后，想到即使练习无效也不会有害，于是，她决定试着练习一下这套对她而言陌生又新奇的来自西藏的练习方法。几周之后，她发现自己简直可以用脱胎换骨来形容。

"我与赠我此书的朋友共进午餐，她说我光彩照人，"格拉迪斯十分骄傲地说，"她说我看起来简直就像是20年前的样子。自从我开始练习五式，两年的时间，我的关节炎几乎痊愈了。以前夜里疼痛发作的时候需要服用止痛片来度过，并且要把膝盖底下塞上枕头才可以睡去。但是现在，一切都不需要了。我的睡眠非常好，走路也正常了，再也不需要往膝盖上戴弹力绷带了。我的胆固醇、血糖以及血压指标都恢复正常了。这些让我几乎难以相信。我知道这些听起来太好了，以至于不像是真的，但实际上就是这样的。"

虽然她又找回了健康，但格拉迪斯还是决定按照原计划退休。退休之后不是无所事事，她反而比以往更忙了。

她每天乘坐地铁穿过市区去照顾母亲，并且在当地一所学校每周两次辅导授课。"退休后，我感觉自己的生活焕然一新，"格拉迪斯说，"我可以做我想做的一切事情，再也没有健康方面的担忧了。现在我知道——只要你的感觉是年轻的，你就不会变老。我告诉赠我书的朋友梅布尔，希望等我到我妈现在的年纪——90岁时，我还能保持较好的外形。顺便说一下，你应该见见梅布尔，她今年62岁，正是她开始练习五式之后，积极倡导大家进行练习的。她现在正在学习声乐课程。这本书是我们的'圣经'。"

坚持的力量

杰瑞·亨德森今年61岁，住在伊利诺斯州的奥克布鲁克，他练习五式两年之后，感觉非常好。后来开始偷懒倦怠，只是偶尔练习一下，于是，他身体的老问题开始重现，但他一直不知道原因何在，直到有一次一位老朋友向他请教如何保持体形的问题，他们进行了一番谈话。谈话中杰瑞想起了五式曾经对自己的帮助，于是他给了朋友一本《秘源①》，自己也重新读了一遍。这件事情大概发生在两年之前，从此以后，他说自己就像信仰宗教一样"虔诚地"练习五式了。

　　杰瑞在年轻的时候是一位不折不扣的运动健将。他喜欢篮球、擅长网球，在大学期间，他是十大联盟的铁饼冠军，但也正是这些，让他的身体付出了巨大的代价。在那些年里，他的肩膀做了两次手术，下背部、左膝盖、右跟腱以及手腕关节都患有慢性疼痛。当他搬到加利福尼亚州这个尊崇外形和年轻的地方之后，能够保持活跃就显得比以前任何时候都更为重要。现在他理解了五式是如何帮他恢复运动能力的，他再也不会停止练习了。他认为五式不仅帮他保持身体健康，还让他关注什么是最重要的。五式是他保持健康的每日必修课。

　　"五式带给我的东西将会贯穿我的余生，我的自我感觉非常好，我已经成为五式的信徒。"他说，"效果是很难衡量的，但是对我而言，不得不承认变化是非常显著的。自从我开始天天练习五式之后，我的背部不再疼了，肩膀、手腕、膝盖、跟腱都不再疼了。我可以在举重练习凳上举起54公斤的重量20次，并且发现五式可以作为举重之前很好的热身运动。我每周打四五次网球，对手都是加州顶尖水平的球员，在高手林立的境况下，我也能够保留自己的一席之地。实际上，我的水平正在提高，步伐越来越敏捷。跟其他人比较过后，我就明白自己的状态有多好了。以前我患有高血压，但是现在完全正常了。我的保险体检一次性顺利通过。医生在评语中写道：此人具有一颗运动员的心脏。"

杰瑞发现五式还有助于缓解压力、放松身体。当失眠时，他就下床花10分钟来做一下五式，然后，彻底放松之后，他便能够很快入睡了。

因为杰瑞练习五式的过程曾经一度中止，后来又继续，所以他对五式的理解还是颇有权威性的，他说："成功的关键是要持续练习，并且要对结果有耐心，奇迹就会发生。但是，这需要时间。一旦你决定开始练习，就要坚持，并且相信它们的确能够帮助到你。事实会证明，它们的确如此。"

附 录 二

如何找到适合自己的瑜伽教练

桑德拉·安德森

你正在寻找一个合适的瑜伽教练吗？哈他瑜伽在过去的这些年里是如此盛行，因而优秀的教练相对来说也比较多，而且遍布大大小小的市镇。但是你怎样才能找到适合自己的那个呢？

先花几分钟来想想这些问题吧：你想从瑜伽练习中得到什么？你想从瑜伽教练那里学到什么？我们中大多数人都有着许许多多的目标和期望，许多目标都超出了实际情况，或者说这些目标本身就是模糊不清的。尽管如此，在意识中树立一两个目标是件有益的事情。例如，如果你是想通过练习瑜伽来缓解诸如下背部疼痛、头痛或脊柱弯曲等这些具体的问题，那么可以在寻找教练的时候，咨询他们对这方面的经验以及技巧。如果你是寻求缓解压力，那么就可以找一位强调调息法、放松术以及冥想的老师。如果你寻求的首要条件是力量和灵活度，那么可以寻找一位授课方式更有活力的教练。

• 不要对问询教练的资质、瑜伽理念以及授课风格等问题有所担心。好的教练是欢迎提问这些问题的，而这些问题的回答会让你迅速做出对此是否感兴趣的判断。

• 选择受过良好培训的教练。哈他瑜伽并不是通过书本或视频就能够学好的，一位好的教练，不论他的资历背景或是瑜伽派别如何，都是跟随他们自己的教练学习并且专注于某种现行的瑜伽学习或练习方式的。要警惕那些宣称自己是自学成才的教练。

• 尝试几个不同老师教的课程，然后判断哪个更适合你。如果你刚刚开始练习哈他瑜伽，那么需要花些时间来选定适合你的课程风格。即使你已经不再是初学者，并且找到了适合自己的方式，但你也可能会发现你的需求随着时间而变化了。例如，如果你的力量和柔韧度都增强了，你可能更希望自己的教练鼓励你进入更深层次的认知境界。富有成效的哈他瑜伽练习一定是动态的——它会随着你能力的提高而不断延伸和变化。

• 就近选择教练或瑜伽中心。如果你没有足够的动力在交通高峰期驾车一小时去上课，不如就近选择一个培训班吧。真正的效果只有通过练习显现，愿望再多、再美好也只是愿望。

• 要善待自己。练习瑜伽可以是充满挑战的过程，也可以是享受愉悦的过程。如果你感觉上课时太过吃力，那就再考虑重新选择吧。一位好的瑜伽教练会让你感受到平静、获得启发并且能够更多地感知自身。你应该寻找那种让你感受愉悦的瑜伽班，尽管这样做会让你在感情上有点难以割舍，在经济上会有些损失，但是，请尊重你自己的感觉。

接下来进入最后一个问题，可能也是最为重要的问题。这位教练想从你这里获得尊重吗？你想去喜欢这位教练吗？你是否对他/她有信心，相信他们能够帮你达到目标？然而更好的情况则是你在练习过程中发现实际效果远远超出了自己当时的预想。如果你找到了合适的老师，你会将每一节课都视作是不容错过的礼物。

图书在版编目（CIP）数据

秘源：保持年轻的藏地五式.②/（美）理查德·莱文顿
（Richard Leviton）等著；曾方圆译. --北京：华夏出版社有限公
司，2022.4（2022.9 重印）

书名原文：Ancient Secret of the Fountain of Youth, Book 2

ISBN 978-7-5222-0297-6

Ⅰ.①秘…　Ⅱ.①理…　②曾…　Ⅲ.①保健－基本知识
Ⅳ.①R161

中国版本图书馆 CIP 数据核字（2022）第 021635 号

北京市版权局著作权合同登记号：图字 01-2009-3588 号

秘源：保持年轻的藏地五式. ②

作　者	［美］理查德·莱文顿等
译　者	曾方圆
责任编辑	梁学超 苑全玲
出版发行	华夏出版社有限公司
经　销	新华书店
印　装	河北宝昌佳彩印刷有限公司
版　次	2022 年 4 月北京第 1 版
	2022 年 9 月北京第 2 次印刷
开　本	880×1230　1/32 开
印　张	10.5
字　数	169 千字
定　价	68.80 元

华夏出版社有限公司　地址：北京市东直门外香河园北里 4 号
邮编：100028 网址:www.hxph.com.cn
电话：（010）64663331（转）

若发现本版图书有印装质量问题，请与我社营销中心联系调换。